PYJAMA PILATES

PYJAMA PILATES

DEHNEN, STRAFFEN, KRÄFTIGEN
40 einfache Übungen für zu Hause

MARIA MANKIN
Illustrationen von **MAJA TOMLJANOVIC**

riva

Bibliografische Information der Deutschen Nationalbibliothek
Die Deutsche Nationalbibliothek verzeichnet diese Publikation in der Deutschen Nationalbibliografie. Detaillierte bibliografische Daten sind im Internet über https://dnb.de abrufbar.

Für Fragen und Anregungen
info@m-vg.de

Wichtiger Hinweis
Dieses Buch ist für Lernzwecke gedacht. Es stellt keinen Ersatz für eine individuelle medizinische Beratung dar und sollte auch nicht als solcher benutzt werden. Wenn Sie medizinischen Rat einholen wollen, konsultieren Sie bitte einen qualifizierten Arzt. Der Verlag und die Autorin haften für keine nachteiligen Auswirkungen, die in einem direkten oder indirekten Zusammenhang mit den Informationen stehen, die in diesem Buch enthalten sind.

Originalausgabe
5. Auflage 2025

Türkenstraße 89
80799 München
Tel.: 089 651285–0

Übersetzung: Simone Fischer
Redaktion: Hanna Sandig
Umschlaggestaltung: Sabrina Pronold
Illustrationen: © Maja Tomljanovic, außer: S. 20 Shutterstock/MDPDigitalPatterns
Layout: Lizzie Vaughan
Satz: Andreas Linnemann
Druck: Graspo CZ, Tschechische Republik
Printed in the EU

ISBN Print 978-3-7423-2506-8
ISBN E-Book (PDF) 978-3-7453-2283-5
ISBN E-Book (EPUB, Mobi) 978-3-7453-2282-8

Weitere Informationen zum Verlag finden Sie unter

www.rivaverlag.de

Beachten Sie auch unsere weiteren Verlage unter www.m-vg.de

FÜR LINA,

meine Mutter, deren Kreativität,
Kraft und Liebe mich mein Leben
lang gestärkt und inspiriert haben.

INHALTSVERZEICHNIS

PILATES IM PYJAMA

Willkommen bei Pyjama-Pilates oder Pyjamalates, wie ich es gerne nenne, einem Pilates-Programm für zu Hause. Richtig geraten! Du wirst deinen Schlafanzug anbehalten!

Ob im Schlafzimmer, in der Küche, im Bad oder im Wohnzimmer – die 40 in diesem Buch enthaltenen Pilates-Übungen kannst du durchführen, ohne das Haus zu verlassen oder dich anzuziehen. Pyjama-Pilates basiert auf dem von Joseph Pilates vor rund 100 Jahren entwickelten, weltberühmten Übungsprogramm. In diesem Buch findest du ein ausgewogenes Kräftigungs-, Dehnungs- und Straffungsprogramm für jedes Alter und jedes Fitnesslevel. Es trainiert alle wichtigen Bereiche des Körpers und hilft dir, fit, stark und gesund zu werden, indem es deine Beweglichkeit, Rumpfstabilität, Haltung und Koordination verbessert. Darüber hinaus unterstützt es ein ganzheitliches Gefühl von Vitalität, Wohlbefinden und Ausgeglichenheit.

Das Programm

Einer der wichtigsten Aspekte von Pilates-Programmen besteht darin, das Training über einen längeren Zeitraum kontinuierlich durchzuführen. Mit Pyjama-Pilates kannst du bequem zu Hause trainieren und es in ein privates Fitnessstudio verwandeln. Die einfachen Übungen in diesem Buch kannst du in verschiedenen Räumen durchführen, indem du beispielsweise dein Bett, dein Sofa oder deine Badewanne als Hilfsmittel benutzt. Eine spezielle Ausrüstung ist nicht erforderlich. Alles was du benötigst, um Pyjama-Pilates zu praktizieren und mit Spaß fit zu werden, sind alltägliche Haushaltsgegenstände, wie zum Beispiel ein Kissen oder ein paar Konservendosen.

Über mich und meine Inspiration

Mit Anfang 20 zog ich von Sizilien nach San Francisco, um mich einem kleinen Zirkus anzuschließen. Es gab keine Löwenbändiger oder einradfahrende Schimpansen, jedoch eine Menge Akrobatik. Damals führte ich waghalsige Darbietungen auf, die meinen Körper stark beanspruchten. Gerne würde ich heute meinem jüngeren Ich ins Ohr flüstern: »Hey, sei schlau: Mach Pilates!« Ein Programm wie Pyjama-Pilates hätte mir mit Sicherheit in meiner Akrobatik-Laufbahn gutgetan.

Ich stolperte allerdings erst nach einigen Jahren im Zirkus über Pilates, und zwar nach einem missglückten Kunststück, dem »Springseil des Todes«, bei dem ich im Yosemite-Nationalpark von den Schultern meines Mannes stürzte. Das mag vielleicht dramatisch klingen, für mich jedoch war es ein ganz normaler Arbeitstag. Ich verletzte mich am Rücken und zog mir einen Bänderriss am rechten Ellbogen zu. Danach versuchte ich es mit Pilates. Schon nach ein paar Einheiten fühlte ich mich stärker und nahm meinen Körper besser wahr. Meine Verletzungen heilten langsam und ich entdeckte meine Liebe zum Pilates-Training. Pilates veränderte meinen Körper – auch über die Phase der Genesung hinaus. Ich begann anderen Menschen Pilates zu vermitteln und erlebte hier einen großen Schlüsselmoment. Das war mein Ding und so wurde ich Pilates-Trainerin! Jahrelang dokumentierte und illustrierte ich meine Übungen, damit meine Kund*innen sie zu Hause nachmachen konnten. Eines Tages bat mich eine meiner Lieblingskundinnen, die zu der Zeit im Homeoffice arbeitete, um ein paar Übungen, die sie morgens im Bett machen konnte. Also illustrierte ich Übungen, die meine Kundin in ihrem Schlafanzug zeigten. Was wiederum dazu führte, dass wir uns angewöhnten, diese Pilates-Form »Pyjamalates« zu nennen. Und bis heute trägt es diesen Namen, denn wer kann der Vorstellung von gemütlichen Pyjamas schon widerstehen?

Pyjama-Pilates ist eine Zusammenstellung der Übungen, die ich als Trainerin in den letzten 20 Jahren entwickelt habe und die speziell für das Training zu Hause geeignet sind. Alle Übungen sind mit Schritt-für-Schritt-Anleitungen und anschaulichen Illustrationen versehen, sodass jede*r sie mithilfe dieses Buches problemlos durchführen kann.

Bist du bereit für Pyjama-Pilates? Dann lass uns loslegen!

DEIN EINSTIEG INS PROGRAMM

Pyjama-Pilates enthält 40 Übungen für zu Hause, die in vier 10- bis 15-minütige Abschnitte unterteilt sind. Du kannst sie im Schlafzimmer, in der Küche, im Bad oder im Wohnzimmer durchführen. Auch hast du die Möglichkeit, die Übungen entweder in der vorgegebenen Reihenfolge zu absolvieren oder deine Lieblingsübungen so zusammenzustellen, dass sich eine für dich optimale Abfolge ergibt.

Bevor es los geht, erfährst du in einer Einführung die grundlegenden Pilates-Prinzipien und die wichtigsten Begriffe aus dem Pyjama-Pilates-Training. Die Übungen sind für jeden geeignet – unabhängig von Vorkenntnissen und Fitnesslevel. Schlafzimmer-Workouts eignen sich zum Beispiel sehr gut für Anfänger und können als Aufwärmübung für die anderen, anspruchsvolleren Programme absolviert werden. Ich empfehle, die Übungen täglich durchzuführen, möchte dich aber bitten, auf deinen Körper zu hören. Es ist völlig in Ordnung, wenn du langsam anfängst und dich nach und nach an ein tägliches Training herantastest.

Jede Übung ist mittels einer einfachen Schritt-für-Schritt-Anleitung erklärt. Zusätzlich beinhaltet jede Übungsbeschreibung einen Abschnitt namens »gut für«, der die physiologischen Vorteile hervorhebt, sowie einen Abschnitt namens »Variation«, der dir ermöglicht, die Übung auf verschiedene Arten zu erkunden oder den Schwierigkeitsgrad zu steigern. Am Ende des Buches findest du zudem Übungspläne für häufige Beschwerden oder Fitnessziele, die von meinen Kund*innen oft nachgefragt werden.

DAS IST ALLES, WAS DU BRAUCHST

→

- Bett
- Stuhl
- Sofa
- Tisch
- Couchtisch
- Yogamatte oder kleiner Teppich
- Kissen
- Zwei Konservendosen oder leichte Hanteln
- Tennisball
- Handtuch
- Badewanne

MEINE TIPPS FÜR DEN EINSTIEG IN DAS PYJAMA-PILATES

* Bevor du loslegst, solltest du dir die fünf grundlegenden Pilates-Prinzipien auf Seite 13 und die wichtigsten Pyjama-Pilates-Begriffe auf Seite 16 ansehen.

* Konzentriere dich auf deinen Atem – atme durch die Nase ein und durch den Mund aus.

* Trainiere in einem langsamen und gleichmäßigen Tempo.

* Atme während der anstrengenden Phase der Übung aus, um deine Körpermitte zu aktivieren. Dies unterstützt zudem eine korrekte Übungsausführung (siehe »Core-Aktivierung« auf Seite 14).

* Höre auf deinen Körper und trainiere entsprechend deiner Fähigkeiten und im Rahmen deiner Grenzen. Sofern Varianten möglich sind, sind diese in den Übungen aufgeführt.

* Du kannst den Schwierigkeitsgrad einer Übung jederzeit erhöhen, indem du mehr Wiederholungen ausführst. Steigere die Anzahl der Wiederholungen nach und nach, um keine Verletzungen zu riskieren.

* Bei einigen Varianten empfehle ich eine bestimmte Anzahl von Wiederholungen, bei anderen empfehle ich dir, auf deinen Körper zu achten und selbst zu entscheiden, wann es Zeit ist, aufzuhören.

* Solltest du schwanger sein, kannst du Übungen in Seitenlage, im Stehen oder im Vierfüßlerstand machen. Vermeide vorsichtshalber Übungen in Rücken- oder Bauchlage.

* Im Falle von Verletzungen, Unwohlsein oder nach Operationen, vergewissere dich bei deinem*r Arzt*Ärztin, ob ein Pilates-Programm empfehlenswert ist.

DIE FÜNF GRUNDLEGENDEN PILATES-PRINZIPIEN

Die nachfolgenden fünf Prinzipien bilden die Basis für ein sicheres und effektives Pilates-Training. Es ist daher empfehlenswert, sich diese Prinzipien einzuprägen, um sie bei der Übungsausführung anwenden zu können. Du kannst auch während des Trainings immer wieder einen Blick auf die Prinzipien werfen, um sie dir zu vergegenwärtigen. Mit der Zeit werden sie dir in Fleisch und Blut übergehen.

1. Körperhaltung

Durch regelmäßiges Pilates-Training entwickelt sich das erforderliche Körperbewusstsein und motorische Gedächtnis, das du brauchst, um die richtige Körperhaltung zu finden und diese selbstständig zu korrigieren. Die richtige Ausrichtung im Stehen und in der Bewegung beugt Verletzungen vor und fördert eine gesunde Haltung und Körpermechanik.

Im Stehen

Wenn du seitlich vor einem Spiegel stehend eine imaginäre gerade Linie von der Mitte deines Ohrs durch die Mitte deiner Schulter, deines Rumpfs, deiner Hüfte, deines Knies und deines Fußgelenks ziehen kannst, ist dein Körper richtig ausgerichtet. Wenn Kopf und Schultern nach vorne neigen oder sich die Hüften weiter vorne befinden als die Schultern, ist dein Körper nicht gut ausgerichtet. Um »aufrecht zu stehen«, ein in diesem Buch häufig verwendeter Hinweis, der dir helfen soll, eine aufrechte Haltung einzunehmen, verlagere dein Körpergewicht auf deine Fersen, sodass das Gewicht gleichmäßig auf die beiden hüftbreit auseinanderstehenden Füße verteilt ist. Stelle dir dann vor, dass du mit einer Schnur vom Scheitel aus nach oben gezogen wirst, um dich in deiner stehenden Haltung zu verlängern.

Im Liegen

In der Rückenlage bist du richtig ausgerichtet, wenn deine Schulterblätter und Rippen auf dem Boden liegen, deine Arme an den Seiten liegen und deine Handflächen nach oben, unten oder innen zeigen und deine Wirbelsäule neutral ist (siehe »Neutrale Wirbelsäule«, Seite 14). Zur Ausrichtung des Unterkörpers winkelst du deine Knie hüftbreit an, sodass deine Hüftknochen mit deinen Knien eine Linie bilden. Stelle die Füße mit gleichmäßiger Gewichtsverteilung flach auf den Boden.

Tabletop-Position

In Rückenlage in der Tabletop-Position bist du richtig ausgerichtet, wenn deine Schulterblätter und Rippen auf dem Boden liegen, deine Arme an den Seiten liegen und deine Handflächen nach oben, unten oder innen zeigen und deine Lendenwirbelsäule nach unten gedrückt ist (siehe »Imprint-Stellung der Lendenwirbelsäule«, Seite 15). Die Beine werden angehoben, wobei Hüfte und Knie um 90 Grad angewinkelt sind, sodass die Unterschenkel die Form einer Tischplatte bilden.

Vierfüßlerstand

In dieser Position bist du richtig ausgerichtet, wenn sich deine Hände direkt unter deinen Schultern, deine Knie direkt unter deinen Hüften und deine Wirbelsäule in neutraler Position befinden. Der Kopf ist leicht angehoben, sodass vom Scheitelpunkt des Kopfes bis zum Steißbein eine Linie entsteht, der Blick ist auf den Boden gerichtet.

In Seitenlage

Die richtige Ausrichtung in dieser Position besteht darin, dass du auf der Seite liegst. Dabei sind Schultern und Hüften gestreckt. Die Wirbelsäule befindet sich in neutraler Position und die Beine sind ebenfalls gestreckt.

2. Core-Aktivierung

Das Kraftzentrum, genannt Core, ist eine Gruppe von Muskeln in der Körpermitte, die die Wirbelsäule und das Becken stabilisieren und vor Verletzungen schützen. Bei der Core-Aktivierung werden die tiefen Bauchmuskeln beim Ausatmen angespannt, um das Zentrum zu aktivieren. Ich fordere dich in diesem Buch auf, dir vorzustellen wie du »den Bauchnabel zur Wirbelsäule ziehst«, um deine Körpermitte zu aktivieren. Dadurch wird der Unterbauch leicht eingezogen, als ob er ausgehöhlt werden soll, und die tiefen Bauchmuskeln werden angespannt, wodurch ein Druck im Bauchraum entsteht. Dies entlastet die Wirbelsäule und das Becken, sodass es einfacher ist, diese Bereiche und den Rest des Körpers zu stabilisieren, während du trainierst.

3. Neutrale Wirbelsäule

Eine neutrale Wirbelsäule bezieht sich speziell auf die natürliche konkave Krümmung der Lendenwirbelsäule (des unteren Rückens). Die meisten Übungen in diesem Buch werden mit neutraler Wirbelsäulenposition durchgeführt. Du kannst die Position deiner neutralen Wirbelsäule ermitteln, indem du dich seitlich vor einen Spiegel stellst und dein Steißbein einziehst und dann umgekehrt, indem du dein Steißbein übermäßig nach außen streckst, um die Krümmung zu verstärken. Keine der beiden Positionen entspricht der natürlichen Krümmung einer neutralen Wirbelsäule, aber dadurch, dass du dein Steißbein weder einziehst noch herausstreckst, bleibt dein Becken stabil. Dies ermöglicht dir, die Position der neutralen Wirbelsäule zu erkennen. Alternativ kannst du dich entspannt auf den Rücken legen und den Raum zwischen deiner Lendenwirbelsäule und dem Boden spüren, der von Person zu Person unterschiedlich groß ist – das ist deine neutrale Wirbelsäule.

4. Imprint-Stellung der Lendenwirbelsäule

Deine Lendenwirbelsäule befindet sich in der Imprint-Stellung, wenn du auf dem Rücken liegst und deine Körpermitte aktivierst, um die Lendenwirbelsäule Richtung Boden zu drücken und das Luftpolster zu schließen, welches sich in neutraler Wirbelsäulenposition zwischen deiner Wirbelsäule und dem Boden befindet. Zur Absenkung der Lendenwirbelsäule aktivierst du deine Körpermitte, indem du deinen Bauchnabel zur Wirbelsäule ziehst und dein Becken leicht nach oben kippst. Dies ist bei einigen Übungen wichtig, beispielsweise bei den Übungen in Tabletop-Position, um deinen unteren Rücken zu schützen.

5. Stabilisierende Muskeln

Bei allen Bewegungen des Körpers sind Hauptmuskeln daran beteiligt, die Aktion auszuführen, zum Beispiel die Gesäß- und Quadrizepsmuskeln bei einer Kniebeuge. Weitere Muskeln, die sogenannten Hilfsmuskeln, stabilisieren und unterstützen, damit die Körperstruktur intakt bleibt. Die Core-Muskeln sind ein wichtiger Stabilisator der Wirbelsäule und des Beckens. Darüber hinaus ist jedes Gelenk mit stabilisierenden Muskeln ausgestattet, die es in Position halten und vor Verletzungen schützen.

DIE WICHTIGSTEN BEGRIFFE AUS DEM PYJAMA-PILATES-TRAINING

Die folgenden Begriffe verwende ich in diesem Buch häufig. Wenn du dich mit ihnen vertraut machst, wirst du im Handumdrehen ein Pyjamalates-Profi.

Becken

Das Becken besteht aus vier großen Knochen, dem Kreuzbein, dem Steißbein und den Hüftknochen auf jeder Seite. Es verbindet die Wirbelsäule mit den unteren Gliedmaßen und schützt die Bauchorgane.

Brustkorb

Der *Thorax*, also der knöcherne Brustkorb, verbindet die Wirbelsäule mit dem Brustbein und schützt Lunge und Herz. Wenn du deine Hände um deinen Brustkorb legst und einatmest, kannst du fühlen, wie sich die Rippen ausdehnen.

Core-Muskeln

Auch Powerhouse, Kraftzentrum oder Tiefenmuskeln genannt. Die Core-Muskulatur ist eine Gruppe von Muskeln in der Mitte des Körpers, die zylinderförmig angeordnet sind. Oben befindet sich das Zwerchfell, unten der Beckenboden und in der Mitte der *Transversus abdominis* (querer Bauchmuskel), der *Musculus quadratus lumborum* (quadratischer Lendenmuskel), der *Musculus obliquus internus abdominis* (innerer schräger Bauchmuskel), der *Musculus psoas major* (großer Lendenmuskel) und die *Musculi multifidi* (viel gefiederte Muskeln) der Wirbelsäule. Die korrekte Core-Aktivierung ist das wichtigste Ziel beim Pilates und der Schlüssel zur Stabilität aller Bewegungen, zum Schutz der Wirbelsäule und des Beckens und zur Vermeidung von Verletzungen.

Faszien

Das weiche Bindegewebe unter der Haut ist dicht verwoben wie ein Spinnennetz und zieht sich durch den ganzen Körper, umschließt alles und hält es zusammen. Einige Bewegungen und Dehnungen in diesem Buch dienen dazu, die Faszien in verschiedenen Teilen des Körpers zu stärken und zu regenerieren.

Gesäßmuskeln

Die Gesäßmuskeln, oder Glutealmuskeln, sind Hüftstrecker. Es handelt sich hierbei um die großen Muskeln des Gesäßes und der Hüfte. Sie werden unter anderem aktiviert, um den Übergang von der Hocke oder dem Sitzen zum aufrechten Stehen zu ermöglichen.

Hamstrings

Diese Muskeln befinden sich an der Rückseite des Oberschenkels zwischen Hüfte und Knie und haben unter anderem die Aufgabe, die Knie zu beugen und die Hüfte zu strecken. Die Aktivierung der Hamstrings ist unter anderem beim Gehen und Laufen wichtig, da sie das Bein hinter den Rumpf bewegen. Die Hamstrings können überdehnt und gezerrt werden, was sich negativ auf den unteren Rücken auswirkt und Beschwerden verursacht.

Hüftabduktoren und -adduktoren

Die Hüftabduktoren befinden sich an der Außenseite des Oberschenkels und spreizen das Bein von der Mittellinie nach außen (siehe »Körpermittellinie«). Die Adduktoren, die sich an der Innenseite des Oberschenkels befinden, ziehen das Bein zur Mittellinie heran.

Hüftbeuger

Diese Muskelgruppe beugt die Hüfte und ermöglicht das Anheben des Oberschenkels in Richtung Brust. Der *Musculus psoas major* ist einer der stärksten Hüftbeuger. Aufgrund unseres sitzenden Lebensstils ist der *Psoas major* sehr häufig verspannt, was sich in Spannungsgefühlen und Schmerzen im unteren Rücken und in den Hüften äußert.

Iliosakralgelenk

Das Iliosakralgelenk ist die Stelle, an der das Kreuzbein mit den Hüftknochen des Beckens verbunden ist. Der menschliche Körper verfügt über zwei dieser Gelenke, eines auf jeder Seite. Wenn das Iliosakralgelenk instabil ist, kann es zu Schmerzen kommen, die typischerweise am oberen Kreuzbein auf einer oder beiden Seiten auftreten.

Körpermittellinie

Dies ist eine gedachte Mittellinie, die den Körper senkrecht in eine linke und eine rechte Körperhälfte teilt.

Kreuzbein

Das Kreuzbein, ein großer, auf dem Kopf stehender dreieckiger Knochen, bildet die Basis der Wirbelsäule. Seine untere Spitze ist mit dem Steißbein verbunden. Zusammen mit den beiden Hüftknochen bildet es das Becken.

Latissimus dorsi

Dieser dreieckige Muskel verbindet den Oberarm mit der Wirbelsäule. Er ist maßgeblich an der Bewegung und Stabilisierung der Schulter sowie an der Drehung, Streckung und Seitwärtsbeugung des Oberkörpers beteiligt.

Pulses

Pulses sind kleine, schnelle Bewegungen nach oben und unten oder zur Seite in einem definierten Bewegungsbereich.

Schritt

Ein »Schritt« beim Pyjama-Pilates wird an deiner natürlichen Schrittlänge gemessen und ist daher von Person zu Person unterschiedlich lang.

Schulterblatt

Das Schulterblatt (*Scapula*) ist ein flacher, dreieckiger Knochen auf der Seite des oberen Rückens. Auf jeder Seite des Rückens befindet sich ein Schulterblatt, das mit dem Schlüsselbein *(Clavicula)* und dem Oberarmknochen (*Humerus*) verbunden ist. Die Schulterblätter sind sehr bewegliche Knochen, die sich nach oben und unten, nach vorne und hinten und voneinander wegbewegen und wieder heranführen lassen (siehe »Isolierte Schulterblattmobilisation« auf Seite 27).

Seitliche Bauchmuskulatur

Zu den seitlichen Bauchmuskeln gehören sowohl die inneren als auch die äußeren Muskeln, die den Brustkorb umschließen und der Wirbelsäule beim Beugen und Drehen des Oberkörpers Stabilität verleihen.

Sitzbeinhöcker

Die Sitzbeinhöcker, auch Sitzknochen genannt, sind die beiden Knochen, auf denen wir sitzen und die den unteren Teil unseres Beckens bilden. Wenn du aufrecht sitzt, balancierst du auf deinen Sitzbeinhöckern.

Streckmuskeln der Wirbelsäule

Diese Muskelgruppe, auch Rückenstrecker genannt (*Erector Spinae*), verläuft entlang der Wirbelsäule auf beiden Seiten vom Kreuzbein bis zur Schädelbasis. Sie ermöglichen die Streckung der Wirbelsäule und tragen zu einer korrekten Körperhaltung bei.

Streck- und Beugemuskel

Diese Muskeln sorgen für die Streckung und Beugung des Körpers. Im Arm beispielsweise ist der Trizeps ein Streckmuskel und der Bizeps ein Beugemuskel. Der Trizeps streckt den Arm, der Bizeps beugt ihn.

Wirbelsäule

Die Wirbelsäule erstreckt sich von der Schädelbasis bis zum Steißbein und besteht aus 33 Knochen, den sogenannten Wirbeln. Die Segmente der Wirbelsäule umfassen die Halswirbelsäule, die Brustwirbelsäule, die Lendenwirbelsäule, das Kreuzbein und das Steißbein. Die Aktivierung und Stärkung der Körpermitte stabilisiert und schützt die Wirbelsäule.

IM

SCHLAF

Raus aus den Federn! Wie ein altes italienisches Sprichwort besagt: »Chi dorme non piglia pesci!«, was bedeutet: »Wer schläft, fängt keine Fische« oder frei übersetzt: »Morgenstund hat Gold im Mund«. Diese Übungen lassen dich sanft wach werden und deinen Körper auf den Tag vorbereiten.

ZIMMER

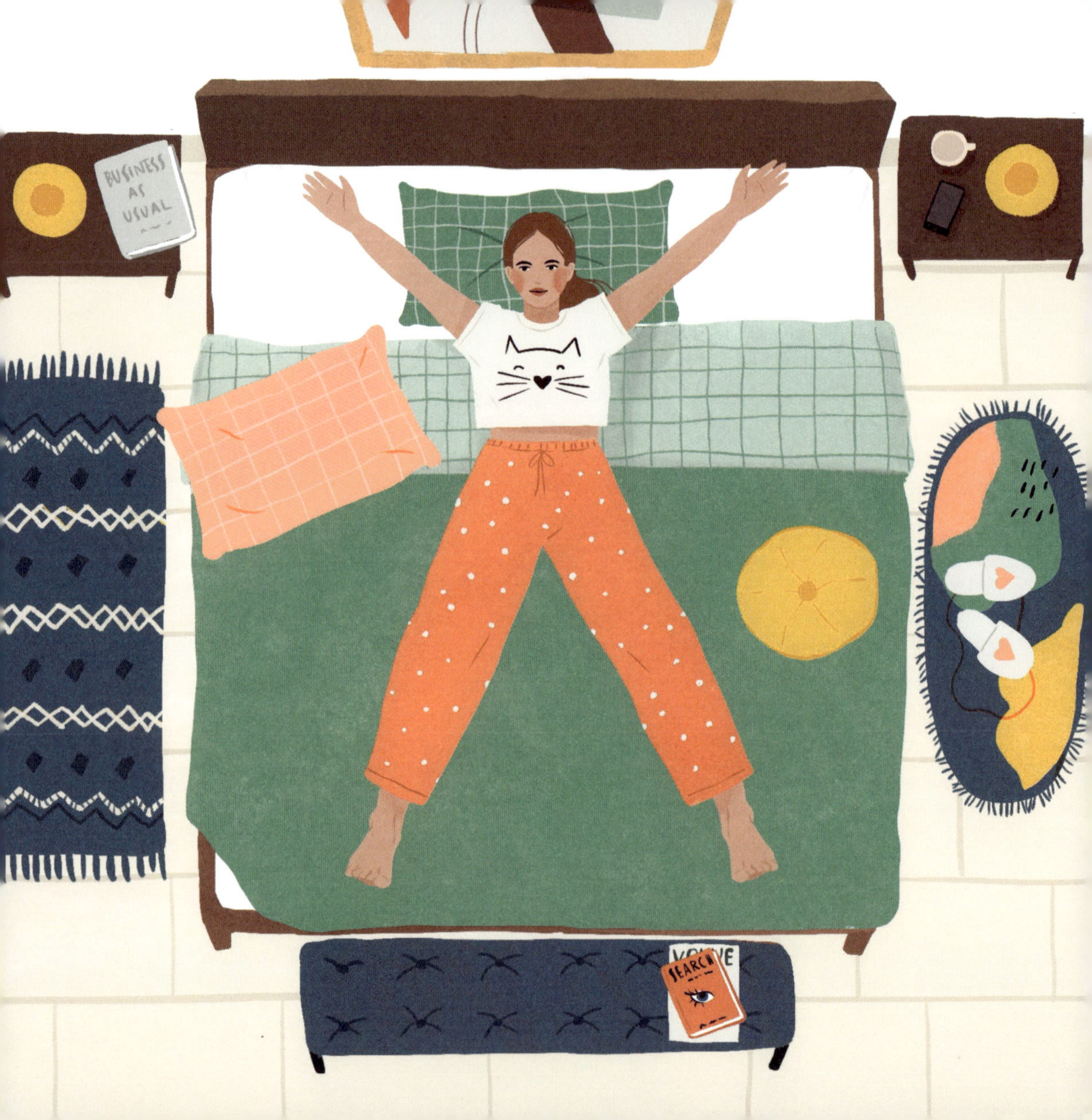
BUSINESS AS USUAL
SEARCH

DER STERN

Der Stern belebt und lockert die Faszien. Er bereitet deinen Körper auf die Bewegungen und Anforderungen des Tages vor. Der Begriff »sich räkeln« beschreibt das Dehnen, Gähnen und Lockern und ist vergleichbar mit dem Recken und Strecken, wie es Hunde und Katzen machen. Also, räkele dich einmal ganz genüsslich.

GUT FÜR

Lockerung der Faszien an der Körpervorderseite; Core-Aktivierung; Verbesserung der Beweglichkeit

VARIATION

Diese Übung kannst du während des ganzen Tages machen, auch im Stehen oder sitzend am Schreibtisch.

1. Lege dich in Rückenlage auf dein Bett.
2. Beim Einatmen strecke die Arme über den Kopf und öffne den Körper wie ein ausgestreckter Stern, wobei die Arme und Beine in Richtung der vier Ecken des Bettes ausgestreckt werden. Halte die Handflächen nach oben gerichtet und strecke die Füße während der Dehnung nach unten. Diese Position kurz halten.
3. Beim Ausatmen auf dem Bett entspannen. Dann kurz pausieren.
4. Die Übung 3- bis 5-mal wiederholen.

EIN- UND AUSATMEN

Unser Atem verbindet unseren Körper mit unserem Geist und hilft uns, zur Ruhe zu kommen. Ist die Atmung gesund, verbessert dies unsere Gehirnfunktion, unser Energielevel und unsere Muskelleistung. Beim Pilates-Training sowie im allgemeinen Leben ist es von großer Bedeutung, die Atemmuskulatur, insbesondere das Zwerchfell, die Bauchmuskeln und die Muskeln des Brustkorbs, aktiv zu beteiligen.

GUT FÜR

Verbindung von Körper und Geist; Stressabbau; Lösen von Verspannungen im Nacken und in den Schultern; Öffnen des Brustkorbs; Verbesserung der Lungenkapazität; Core-Aktivierung

VARIATION

Beim Ausatmen den Bauchnabel zur Wirbelsäule ziehen, um die Lendenwirbelsäule in die Imprint-Stellung zu bringen. Beim Einatmen zur neutralen Wirbelsäule zurückkehren.

1. Begib dich in eine korrekt ausgerichtete Rückenlage.
2. Durch die Nase einatmen und dabei den Brustkorb mit der eingeatmeten Luft in alle Richtungen ausdehnen.
3. Durch den Mund ausatmen. Während des Ausatmens sollte eine leichte Core-Aktivierung zu spüren sein.
4. Die Übung 10- bis 15-mal wiederholen.

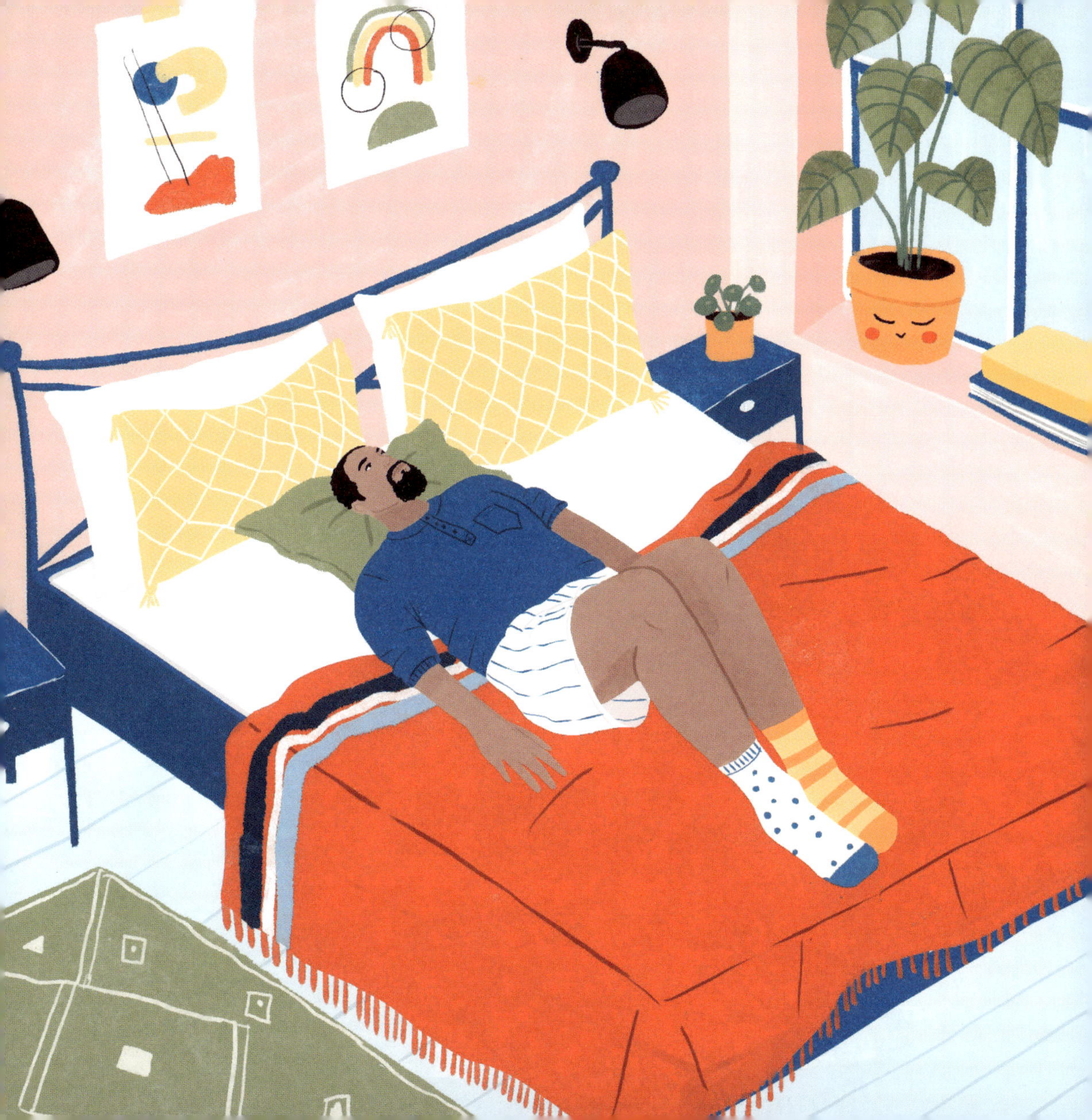

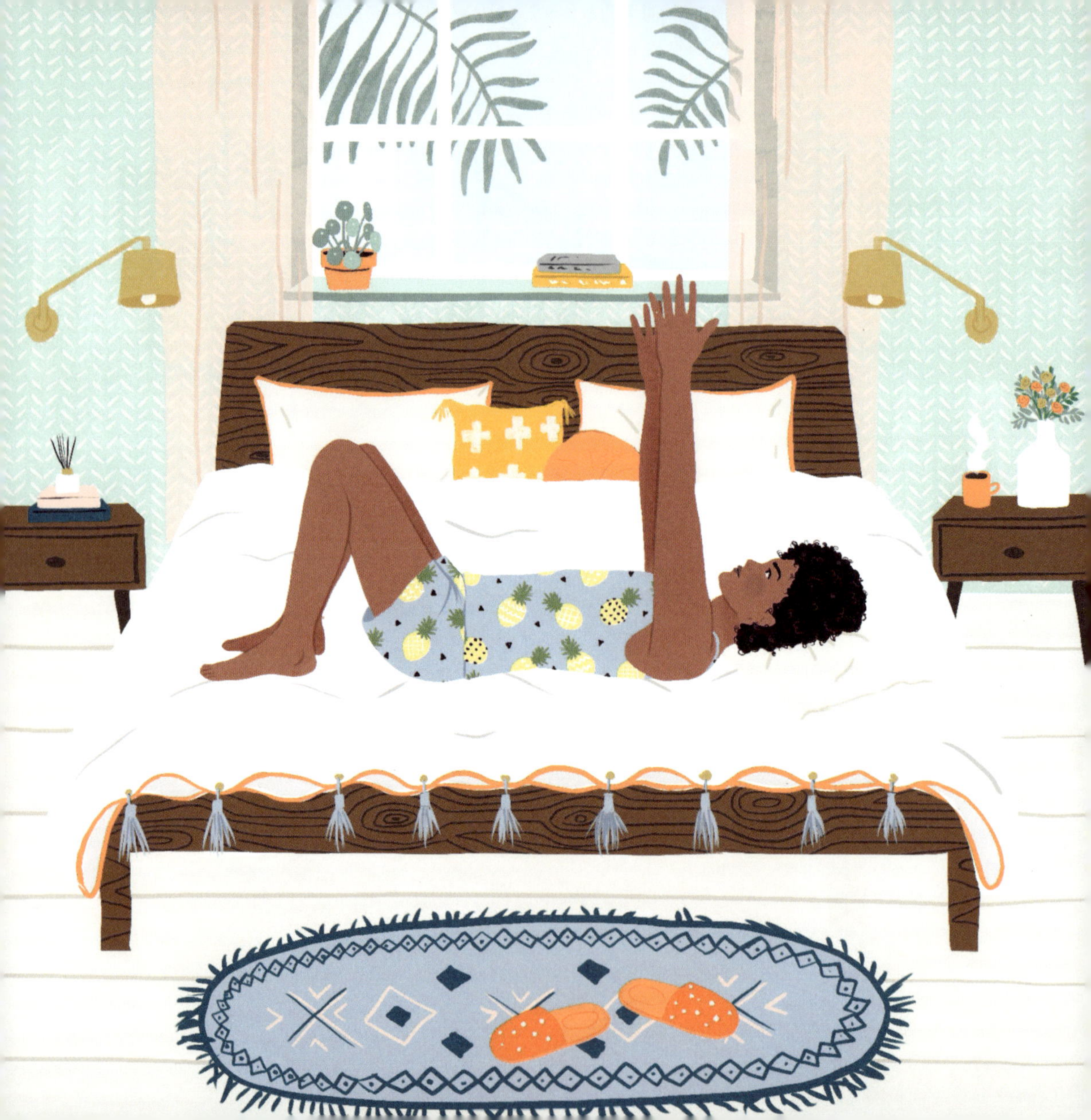

ISOLIERTE SCHULTERBLATTMOBILISATION

Bei dieser Übung werden die Schulterblätter isoliert angesprochen und ihre stabilisierenden Muskeln aktiviert. Da die Schulter eines der beweglichsten, aber auch instabilsten Gelenke des Körpers ist, müssen diese stützenden Muskeln gut zusammenarbeiten, um die Schulterblätter in ihrer Position zu halten.

GUT FÜR

Öffnung des Brustkorbs; Aktivierung der Stabilisierungsmuskeln der Körpermitte und der Schultern

VARIATIONEN

Wechsle die Seiten, strecke einen Arm nach oben und isoliere jeweils ein Schulterblatt.

Halte während der Übung leichte Gewichte in den Händen.

1. Begib dich in Rückenlage, dabei die Arme mit den Handflächen nach innen über den Schultern nach oben strecken. Die Knie sind gebeugt, während die Füße flach auf dem Bett stehen. Die Beine befinden sich parallel und sind in hüftbreitem Abstand voneinander positioniert.
2. Nun mit den Fingerspitzen Richtung Decke strecken und dabei gleichzeitig die Schulterblätter auseinandergleiten lassen. Diese Bewegung ist sehr sanft, dennoch sollte eine Dehnung zwischen den Schultern zu spüren sein.
3. Anschließend die Schulterblätter wieder in die Ausgangsposition zurückführen, um zu spüren, wie die stabilisierenden Schultermuskeln aktiviert werden.
4. Die Übung 10-mal wiederholen.

SANFTE BECKENHEBUNG

Während der Nacht war dein unterer Rücken vollkommen ruhig, daher benötigt er nun etwas Dehnung. Zunächst mag er vielleicht ein wenig steif sein, aber durch die sanfte Bewegung wird er geschmeidiger und gewinnt an Beweglichkeit.

GUT FÜR

Core-Aktivierung; Kräftigung der Gesäß- und Oberschenkelmuskulatur; verbesserte Beweglichkeit der Wirbelsäule

VARIATION

Das Steißbein 3 bis 5 Atemzüge lang vom Bett abheben.

1. Begib dich in eine korrekt ausgerichtete Rückenlage und winkle die Knie an.
2. Die Fußsohlen gegen das Bett drücken, um die Gesäßmuskeln zu aktivieren.
3. Den Bauchnabel zur Wirbelsäule ziehen und das Steißbein kippen, um das Becken leicht vom Bett abzuheben.
4. Langsam in die Ausgangsposition zurückkehren.
5. Die Übung 10-mal wiederholen.

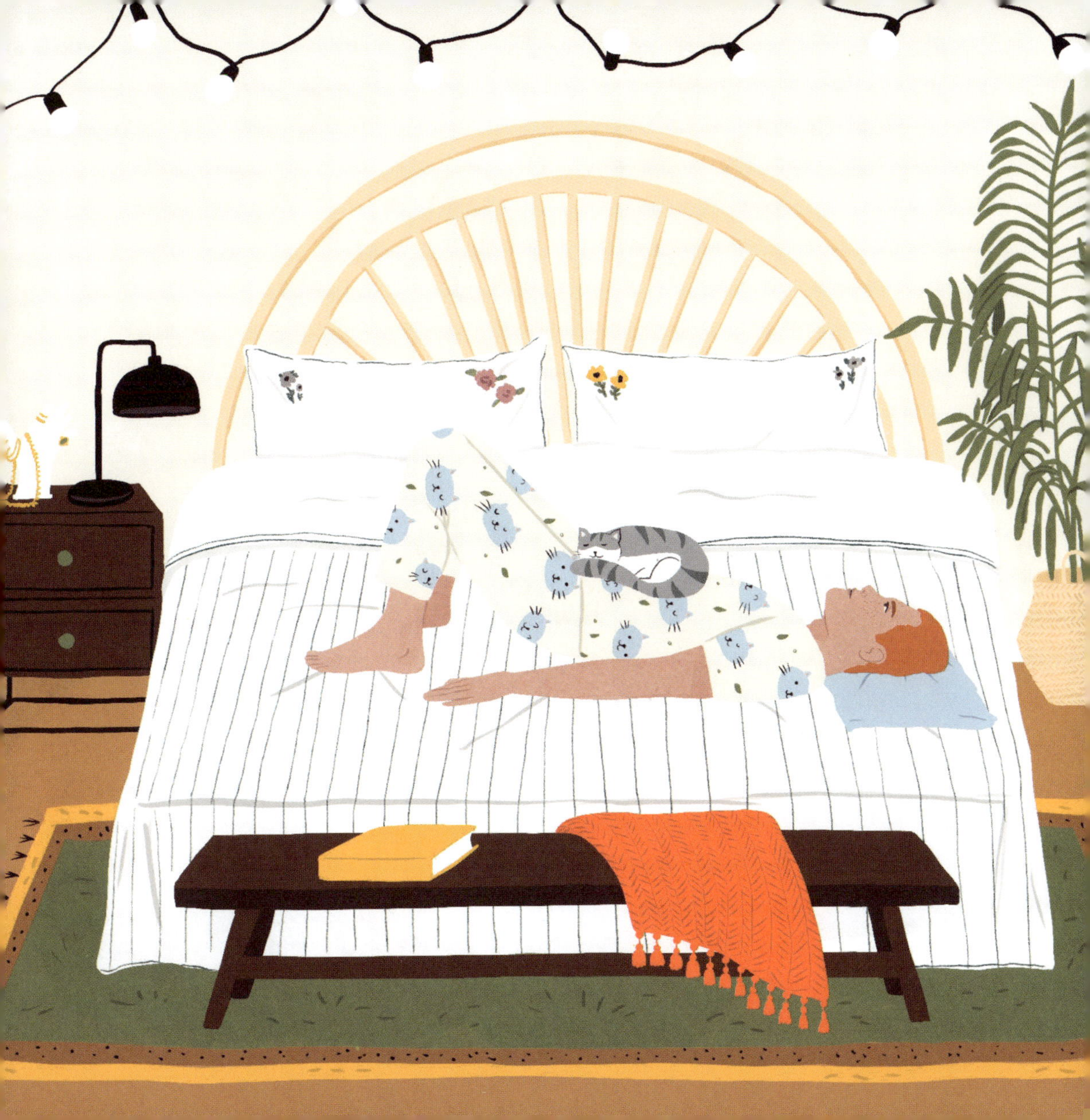

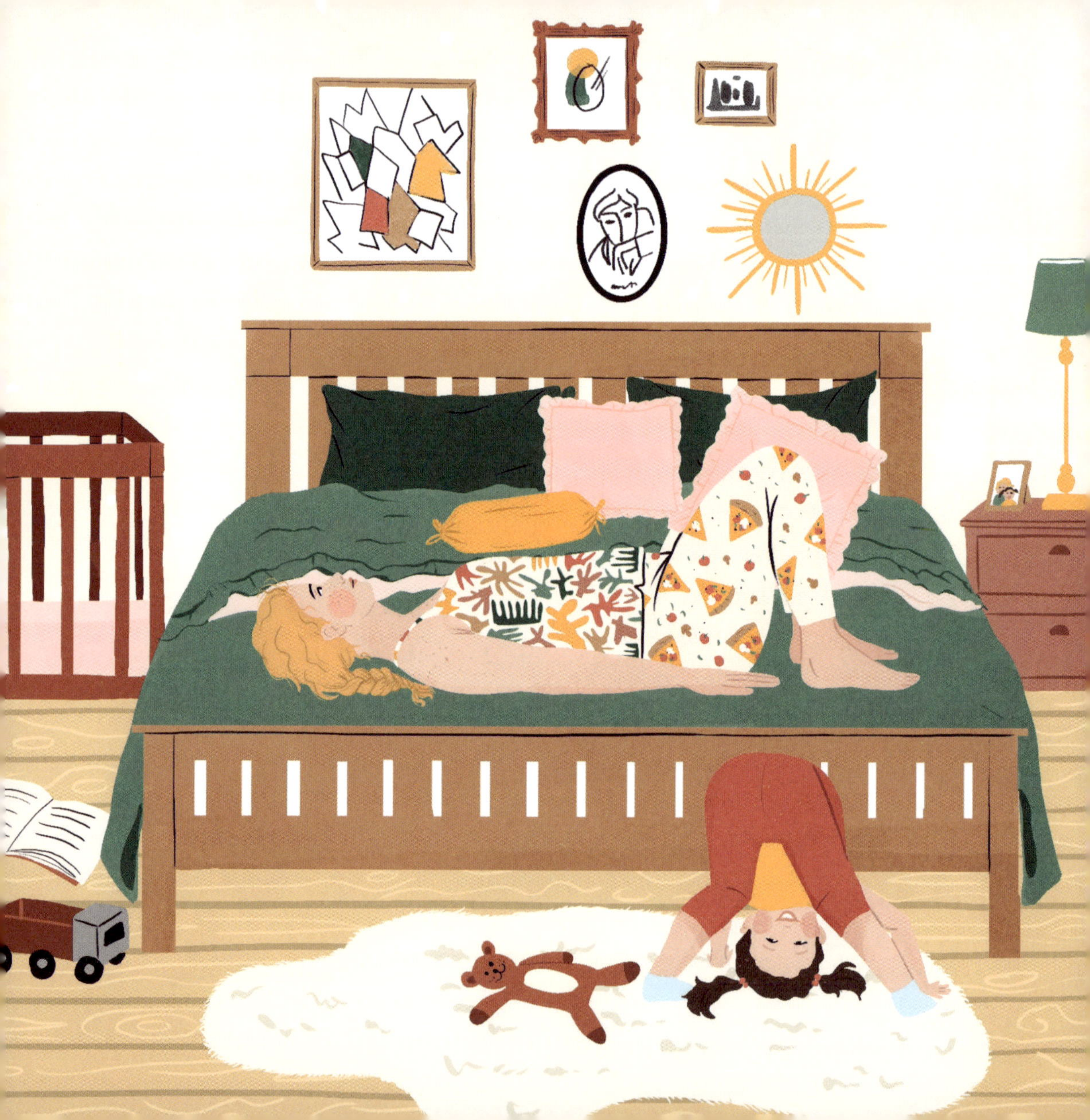

KISSENPRESSE

Diese Übung dient der Core-Aktivierung und der Stärkung der Adduktoren, also der inneren Oberschenkelmuskulatur. Stelle dir dazu vor, wie du die Innenseiten deiner Oberschenkel von den Knien bis zu den Hüften zusammenziehst, während du ein Kissen dazwischen drückst. Die Aktivierung der Adduktoren regt das Powerhouse optimal an.

GUT FÜR

Kräftigung der Adduktoren; Core-Aktivierung; Stabilisierung des unteren Rückens und des Beckens; Ausrichten des Iliosakralgelenks

VARIATION

Abwechselnd das Kissen mit dem einen und dann mit dem anderen Oberschenkel drücken. Dies stellt eine Wiederholung dar. So lange ausführen, bis du insgesamt 10 Wiederholungen geschafft hast.

1. Begib dich in eine korrekt ausgerichtete Rückenlage. Stelle beide Beine auf und nimm ein Kissen zwischen die Beine.
2. Das Kissen mit den Oberschenkeln für die Dauer der Ausatmung zusammendrücken, dabei die Gesäßmuskeln entspannen.
3. Beim Einatmen den Druck lösen.
4. Die Übung 10-mal wiederholen.

EINSEITIGES BEINHEBEN

Mit dem einseitigen Beinheben aktivierst du deine Körpermitte. So bereitest du dich auf einen aktiven Tag vor.

GUT FÜR

Core-Aktivierung; Stärkung der Hüftbeuger; Stabilisierung der Wirbelsäule und des Beckens

VARIATION

Beide Beine in Tabletop-Position bringen. Erst das eine Bein senken und heben, dann mit dem anderen Bein genauso verfahren. Dies stellt eine Wiederholung dar. So lange ausführen, bis du insgesamt 10 Wiederholungen absolviert hast.

1. Begib dich in eine korrekt ausgerichtete Rückenlage. Den Bauchnabel zur Wirbelsäule ziehen und das rechte Bein zur Tabletop-Position anheben. Hüfte und Knie sind dabei um 90 Grad angewinkelt.
2. Nun das Bein um 45 Grad absenken, um eine Aktivierung der Körpermitte zu spüren.
3. Anschließend das Bein wieder in Tabletop-Position bringen.
4. Die Übung pro Bein 10-mal durchführen.

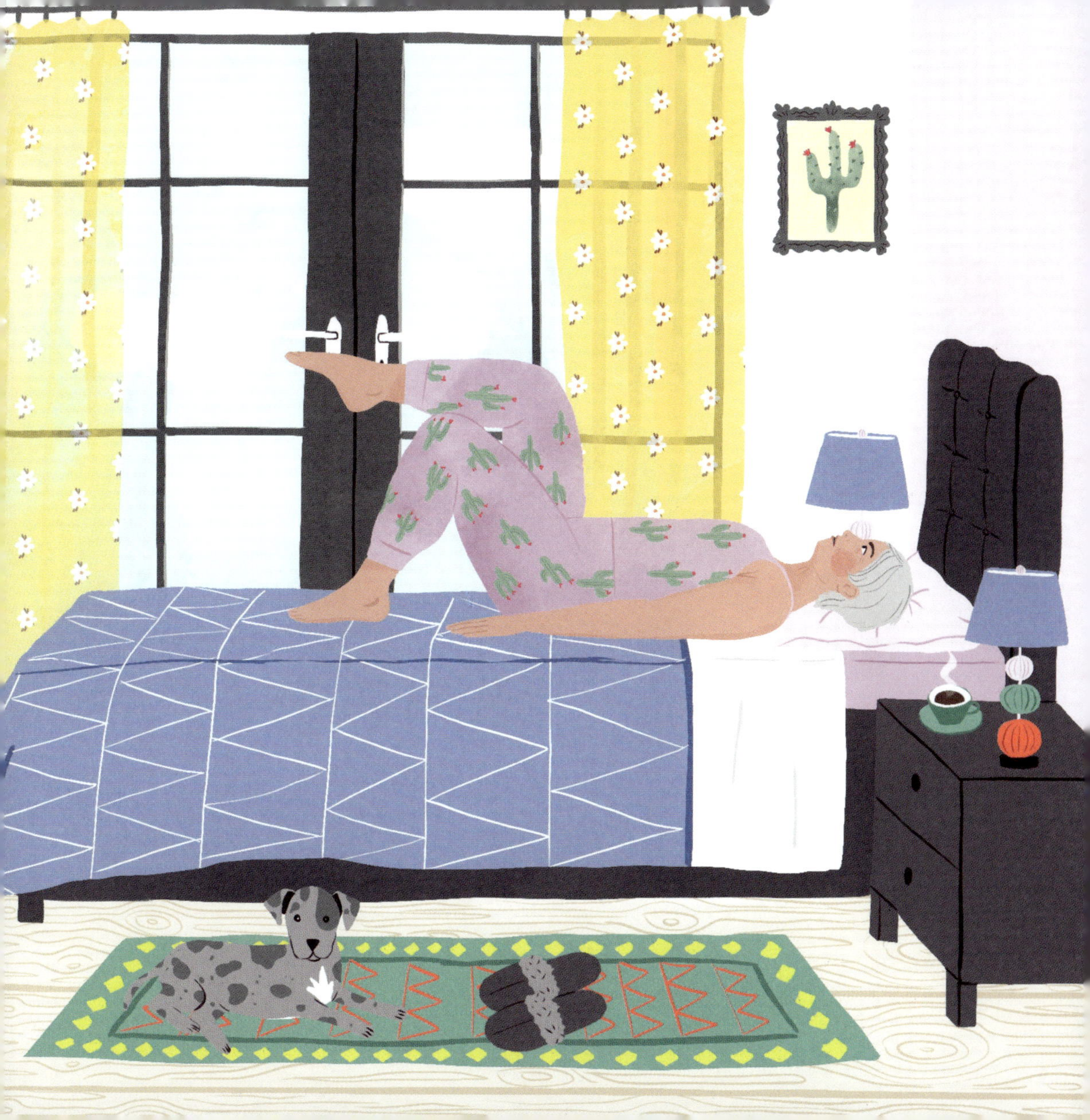

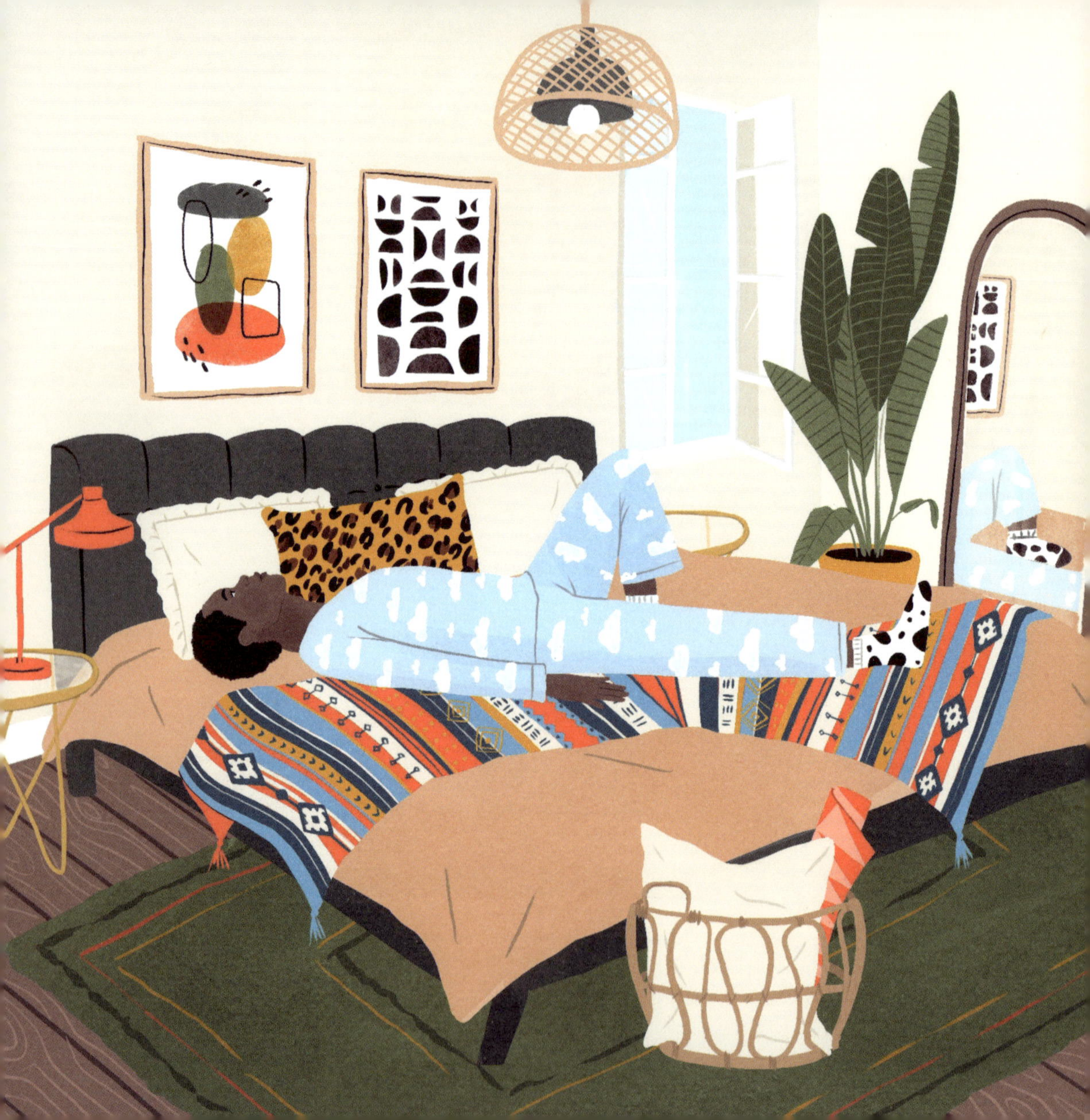

EINSEITIGES BEINGLEITEN

Während du dein Bein gleiten lässt, stelle dir vor, dass eine Tasse mit Wasser auf deinem Bauch steht. Wenn du die Übung ausbalanciert durchführen kannst, ohne das Wasser zu verschütten, deutet das auf eine gute Stabilisierung deines Beckens hin. Diese Übung ist äußerst wohltuend für deine Hüften.

GUT FÜR

Kräftigung der Hüftbeuger; Förderung der Hüftbeweglichkeit; Core-Aktivierung; Stabilisierung des Beckens

VARIATION

Beide Beine gleichzeitig gleiten lassen.

1. Begib dich in eine korrekt ausgerichtete Rückenlage und stelle ein Bein an.
2. Das andere Bein mit herangezogener Fußspitze ausstrecken. Dabei das Becken stabil halten.
3. Nun das Bein wieder in die Ausgangsposition gleiten lassen.
4. Die Übung insgesamt 10-mal durchführen, dann die Seite wechseln und mit dem anderen Bein 10-mal wiederholen.

TABLETOP HOLD

Falls du bisher noch keine deutliche Aktivierung deines Core-Bereichs gespürt hast, wirst du diese spätestens jetzt bemerken.

GUT FÜR

Core-Aktivierung; Stärkung der Hüftbeuger

VARIATION

Beide Beine gerade Richtung Decke strecken, anschließend die Beine in die Tabletop-Position bringen. Dies 5- bis 10-mal wiederholen.

1. Begib dich in eine korrekt ausgerichtete Rückenlage.
2. Den Bauchnabel zur Wirbelsäule ziehen, um die Lendenwirbelsäule in die Imprint-Stellung zu bringen.
3. Die Beine nacheinander in die Tabletop-Position bringen. Diese Position über 3 Atemzüge (siehe Seite 24) halten.
4. Anschließend die Beine nacheinander wieder auf das Bett absenken.
5. Die Übung 3- bis 5-mal wiederholen.

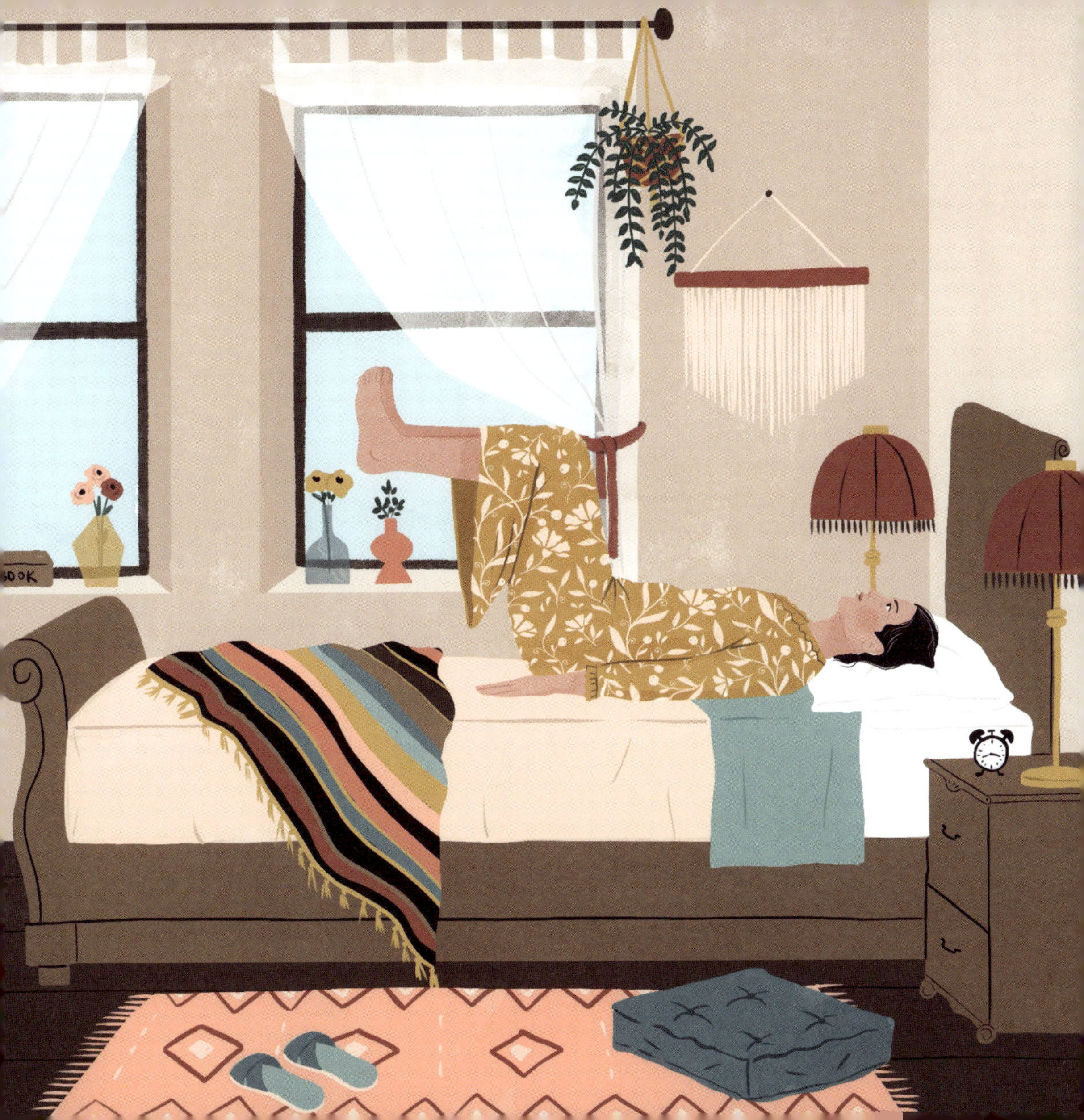

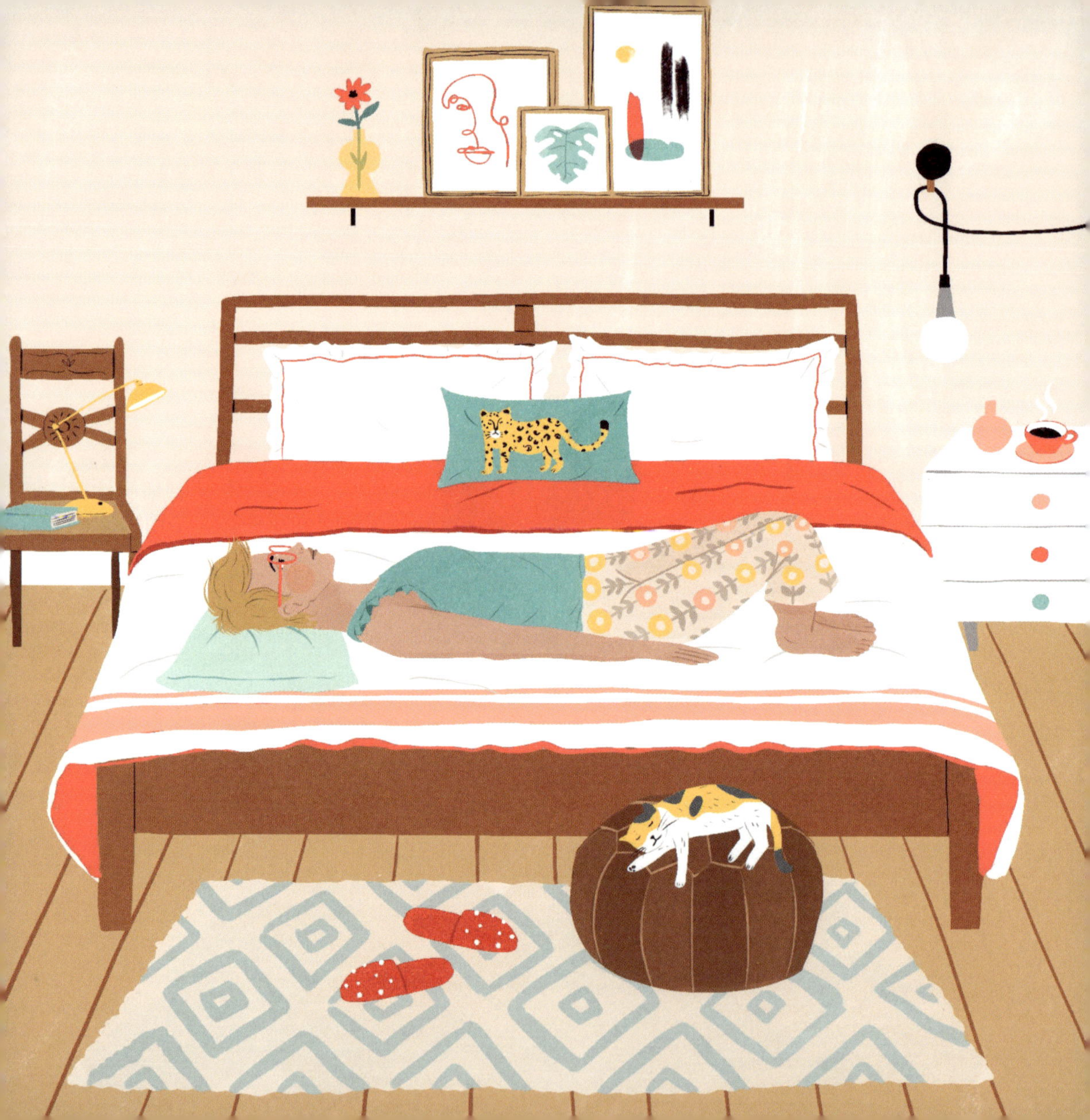

SCHEIBENWISCHER MIT DEN KNIEN

Diese tolle Übung beansprucht deine seitlichen Bauchmuskeln und deine Körpermitte. Ein häufiger Fehler, der beim Scheibenwischer gemacht wird, ist, ihn mithilfe des Quadrizeps durchzuführen. Eine größere Herausforderung und den größten Nutzen erzielst du jedoch, wenn du deine Bewegungen auf die Core-Muskeln konzentrierst.

GUT FÜR

Stärkung der seitlichen Bauchmuskeln; Stabilisierung der Wirbelsäule und des Beckens; Core-Aktivierung

VARIATION

Die Beine in die Tabletop-Position bringen und die Knie abwechselnd zu beiden Seiten absenken.

1. Begib dich in eine korrekt ausgerichtete Rückenlage.
2. Den Bauchnabel zur Wirbelsäule ziehen, um die Lendenwirbelsäule in die Imprint-Stellung zu bringen.
3. Nun abwechselnd die Knie zur einen und zur anderen Seite schwingen. Dabei den Kopf, die Schultern und die Rippen auf dem Bett ruhen lassen, während die gegenüberliegende Hüfte leicht angehoben werden kann.
4. Die Übung 5-mal wiederholen.

EINBEINIGES BEINKREISEN

Hast du jemals das Gefühl gehabt, dass eine Seite deines Körpers beweglicher ist als die andere? Als ob eine Seite durch Wasser gleitet, während die andere Seite sich durch Schlamm bewegt? Ein Ungleichgewicht im Körper kommt häufig vor, weil jeder von uns eine dominante Seite hat, die stärker beansprucht wird als die andere. Beim Pilates konzentrieren wir uns darauf, ein Gleichgewicht herzustellen und beide Seiten des Körpers gleichermaßen zu stärken.

GUT FÜR

Stabilisierung der Hüfte, des Beckens und der Wirbelsäule; Core-Aktivierung; Stärkung der Hüftbeuger

VARIATION

Ein Bein Richtung Decke strecken und dann die Wiederholungen in größeren Kreisen ausführen, während das Becken weiterhin stabilisiert wird.

1. Begib dich in eine korrekt ausgerichtete Rückenlage.
2. Ein Bein in die Tabletop-Position heben, dabei den Fuß flexen.
3. Nun kleine Kreise im Hüftgelenk ausführen und dabei das Becken stabil halten.
4. Die Übung 5-mal im Uhrzeigersinn und 5-mal gegen den Uhrzeigersinn durchführen, dann die Seite wechseln und die Übung dort ebenfalls 5-mal im Uhrzeigersinn und 5-mal gegen den Uhrzeigersinn durchführen.

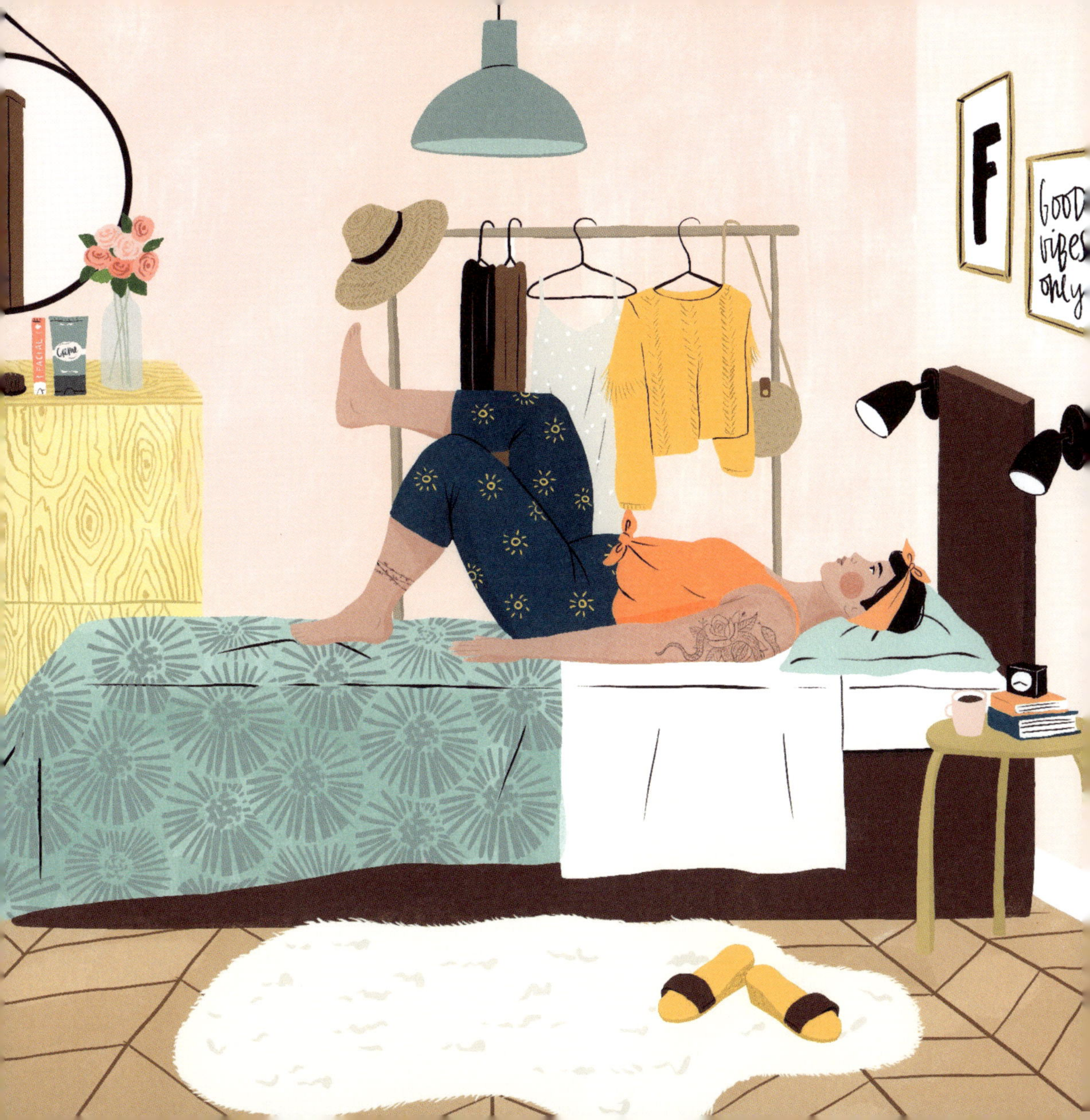
F
GOOD
vibes
only

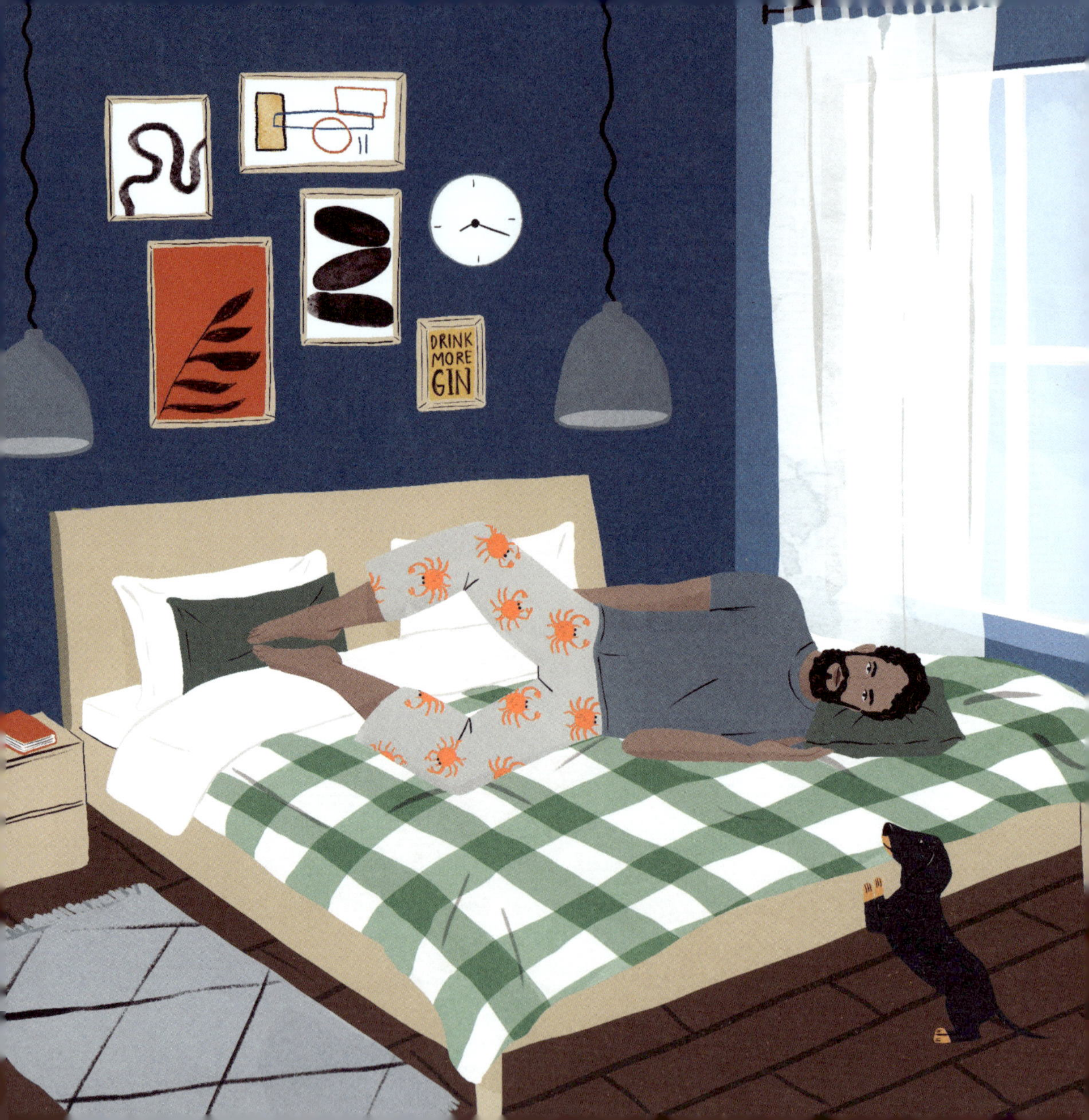
DRINK
MORE
GIN

MUSCHEL IN SEITENLAGE

Die Muschel in Seitenlage beansprucht eine ganze Reihe von Muskeln, einschließlich der Core-, Hüft- und Rückenmuskulatur. Viele Physiotherapeut*innen, die ich kenne, verwenden sie als Allheilmittel zur allgemeinen Kräftigung, da sie mehrere Bereiche gleichzeitig anspricht.

GUT FÜR

Core-Aktivierung; Stärkung der Abduktoren und Gesäßmuskeln; Verbesserung der Hüftbeweglichkeit; Stabilisierung von Hüfte und Wirbelsäule; Förderung des Gleichgewichts

VARIATION

Die obere Hand auf den Oberschenkel legen, um dem Knie beim Anheben einen gewissen Widerstand entgegenzusetzen.

1 Begib dich in eine korrekt ausgerichtete Seitenlage und lege ein Kissen unter den Kopf. Den unteren Arm auf das Bett und den oberen Arm auf den Körper ablegen.

2 Die Knie in einem Winkel von etwa 45 Grad beugen, dabei die Beine geschlossen halten.

3 Nun beide Füße leicht vom Bett abheben und während der gesamten Übung in dieser Position belassen.

4 Das obere Knie in einer Bewegung aus dem Hüftgelenk anheben. Die Füße bleiben dabei zusammen, wie eine Muschel, die ihre Schale öffnet. Dann das angehobene Knie senken und die »Muschelschale« wieder schließen.

5 Die Übung 10-mal durchführen, dann auf die andere Seite legen und ebenfalls 10-mal wiederholen.

WIRBELSÄULENDREHUNG IN SEITENLAGE

Nun ist es an der Zeit für eine wohlverdiente Dehnung, die deinen Brustkorb öffnet und deine Schultern lockert. Für die Variation benötigst du eine Konservendose.

GUT FÜR

Dehnung der seitlichen Bauchmuskeln, der Brust und der vorderen Schulterpartie; Stabilisierung der Hüften; Core-Aktivierung

VARIATION

Eine Konservendose oder leichte Hantel in der Hand des oberen Arms (der Arm, welcher rotiert) halten.

1. Begib dich in eine korrekt ausgerichtete Seitenlage. Die Hüfte und Knie in einem Winkel von etwa 90 Grad beugen, dabei die Arme nach vorne gestreckt auf Schulterhöhe auf das Bett legen, die Handflächen liegen aufeinander.
2. Beim Einatmen den oberen Arm öffnen und den Brustkorb in Richtung Decke drehen, sodass der Oberkörper leicht rotiert, während die Hüfte in der Seitenlage bleibt und die Arme T-förmig ausgebreitet werden.
3. Den oberen Arm auf Schulterhöhe halten und die Position 3 Atemzüge lang beibehalten. Dann in die Ausgangsposition zurückkehren.
4. Die Übung 3-mal durchführen, dann die Seite wechseln und auf der anderen Seite ebenfalls 3-mal wiederholen.

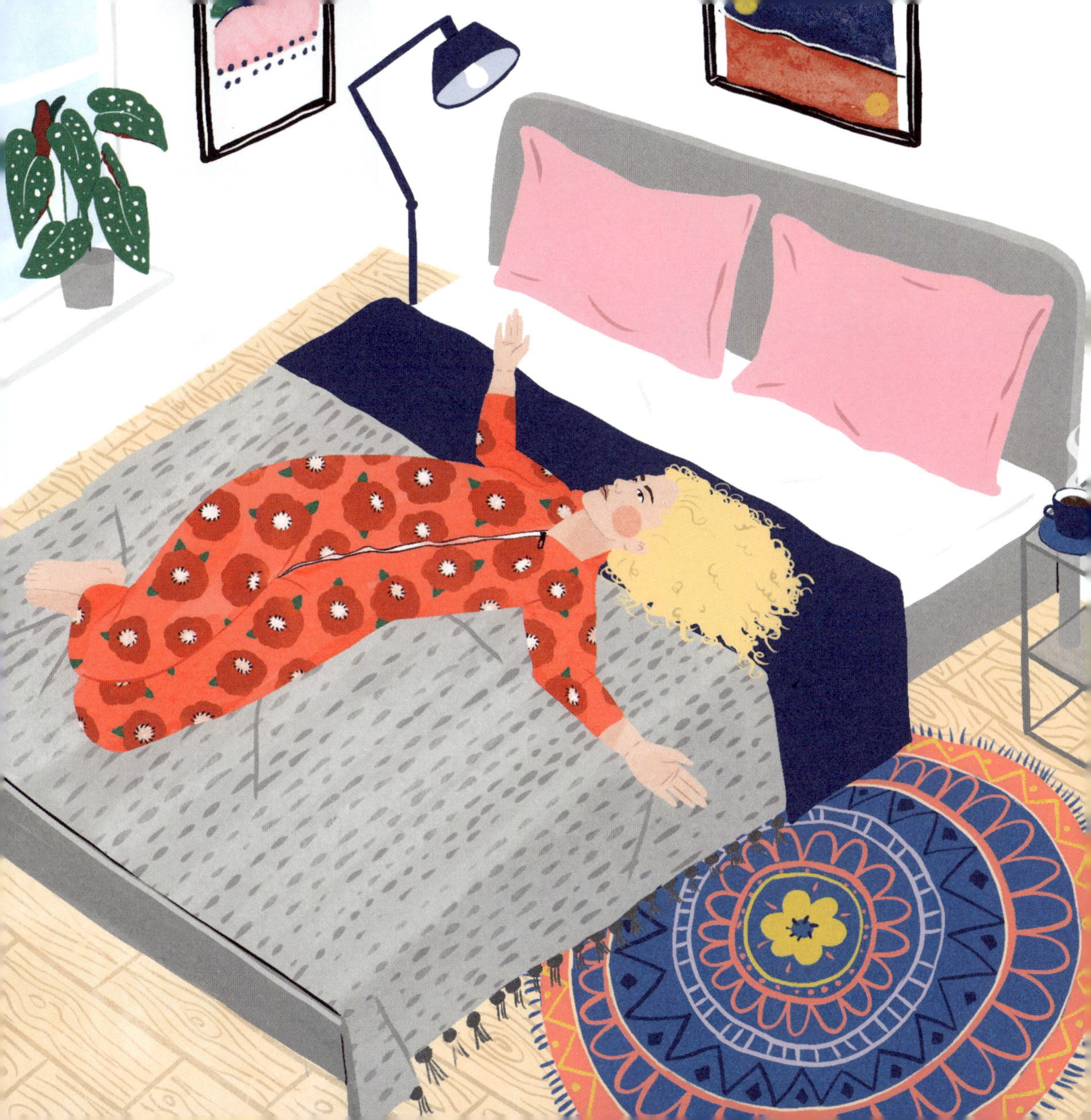

IN DER KÜ

Nun geht es in die Küche, wo du dir eine wohlverdiente Tasse Kaffee oder Tee gönnen kannst. Während du darauf wartest, dass der Kaffee durchläuft oder der Tee zieht und der herrliche Duft dich umhüllt, bleibst du aktiv und setzt dein Training für die Körpermitte fort. Du benötigst ein Handtuch und eine Arbeitsplatte oder einen stabilen Tisch.

CHE

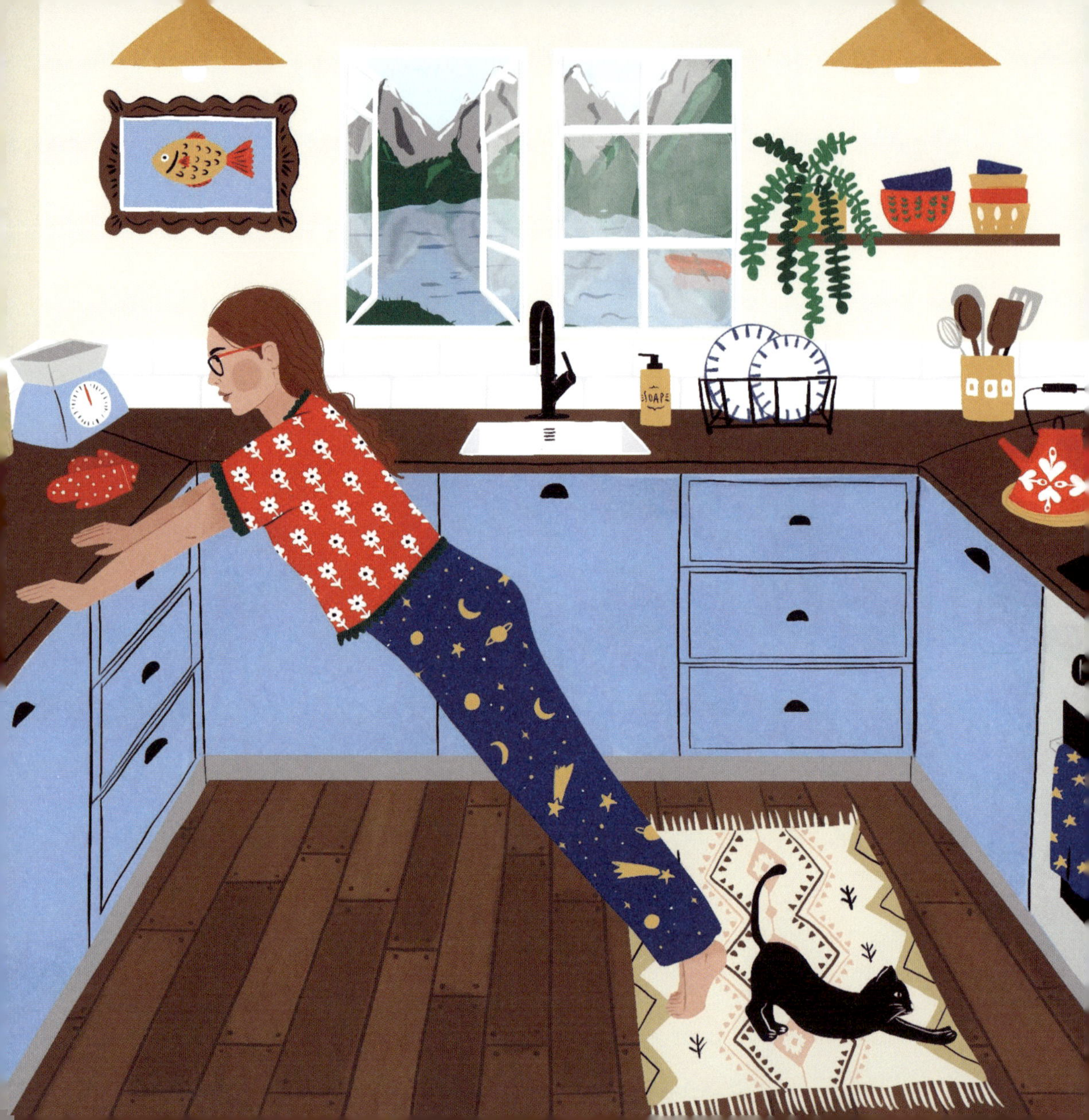
SOAP

ARMSTÜTZ IM STEHEN

Ganz gleich, ob du läufst, wanderst, gärtnerst oder Golf spielst – wenn du diese Position, die auch Plank genannt wird, so lange wie möglich hältst und dabei die richtige Körperhaltung beibehältst, stärkst du damit deine Körpermitte. Du wirst bei dieser Übung selbst merken, wann es an der Zeit für eine Pause ist. Falls deine Handgelenke in dieser Position schmerzen, stütze dich auf deine Unterarme statt auf deine Hände. Du kannst zusätzlich ein gefaltetes Handtuch unter deine Arme legen, damit es angenehmer ist.

GUT FÜR

Stärkung der seitlichen Bauchmuskeln, Hüftadduktoren, Gesäßmuskeln, Quadrizeps und Hamstrings; Schulterstabilisierung; Core-Aktivierung; Förderung einer guten Körperhaltung; Verbesserung der Ausdauer

VARIATIONEN

Verlängere die Dauer, in der du in der Armstützposition bleibst. Während der Übung abwechselnd ein Bein vom Boden heben.

1. Nimm 2 bis 3 Schritte von der Küchenzeile entfernt einen aufrechten Stand ein. Die Position sollte so sein, dass du die Kante der Arbeitsplatte greifen kannst, wenn du dich mit ausgestreckten Armen nach vorne lehnst.

2. Den Körper so ausrichten, dass Schultern, Rippen, Hüften, Knie und Füße in einer Linie liegen – so als ob eine gerade Linie den Kopf mit den Füßen verbindet. Dabei die Schultern sanft nach unten ziehen, weg von den Ohren. Du befindest dich nun in der Plank-Position.

3. Die Position 10 bis 30 Sekunden lang halten. Anschließend in einen aufrechten Stand zurückkehren.

4. Die Übung 3- bis 5-mal wiederholen.

BEINHEBEN NACH HINTEN

Wenn du jeden Tag lange am Schreibtisch sitzt, besteht die Gefahr, dass deine Hüftbeuger verkürzen, die Gelenke falsch stehen und die Gesäßmuskeln geschwächt werden. Das kann zu Schmerzen im unteren Rücken führen. Diese Übung hilft dir dabei, einige der negativen Auswirkungen des täglichen Sitzens auszugleichen.

GUT FÜR

Stärkung der Gesäß-, Brust- und Rückenmuskulatur; Verbesserung der Hüftbeweglichkeit und des Gleichgewichts; Sturzprävention

VARIATIONEN

Den angehobenen Fuß ausstrecken und beugen. Während das Bein angehoben ist, dieses auf und ab bewegen.

1. Begib dich in den aufrechten Stand, so, dass du eine Schrittlänge von der Küchenzeile oder einem Tisch entfernt stehst. Die gestreckten Arme reichen bis an die Kante der Arbeitsplatte oder des Tisches.

2. Nun mit geradem Rücken in der Hüfte nach vorne beugen und dabei die Ellbogen im 90-Grad-Winkel nach hinten ziehen. Gleichzeitig ein Bein gerade nach hinten anheben und die Brust in Richtung Arbeitsplatte bringen. Dabei sollten der Kopf und das Bein eine Linie bilden. Die Hüfte bleibt parallel zum Boden ausgerichtet.

3. Anschließend in den Stand zurückkehren, die Arme strecken, die Brust anheben und das Bein wieder absenken.

4. Die Übung 10- bis 20-mal durchführen, dann die Seite wechseln und dort ebenfalls 10- bis 20-mal wiederholen.

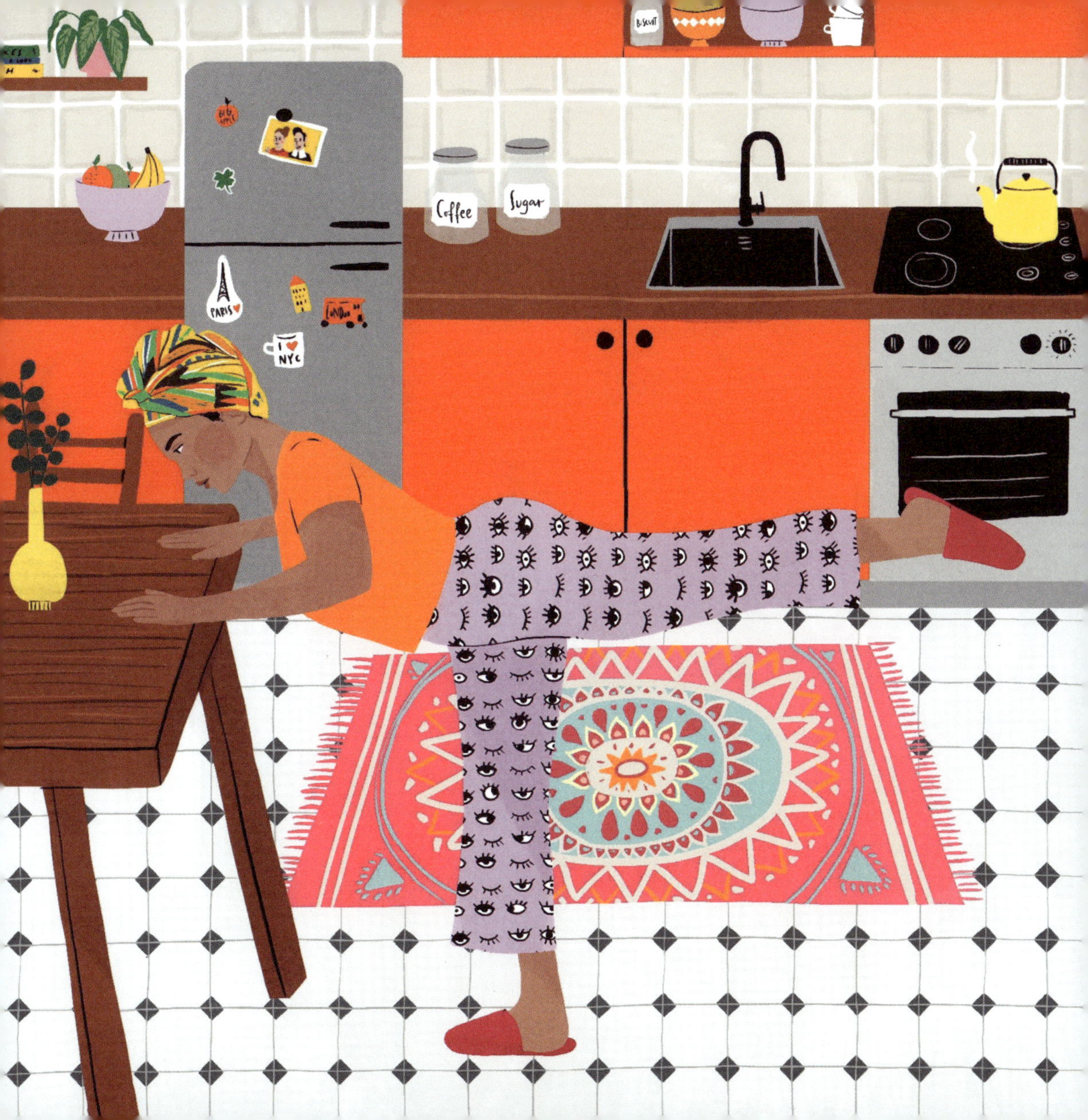
Coffee
Sugar
PARIS
I ♥ NYC

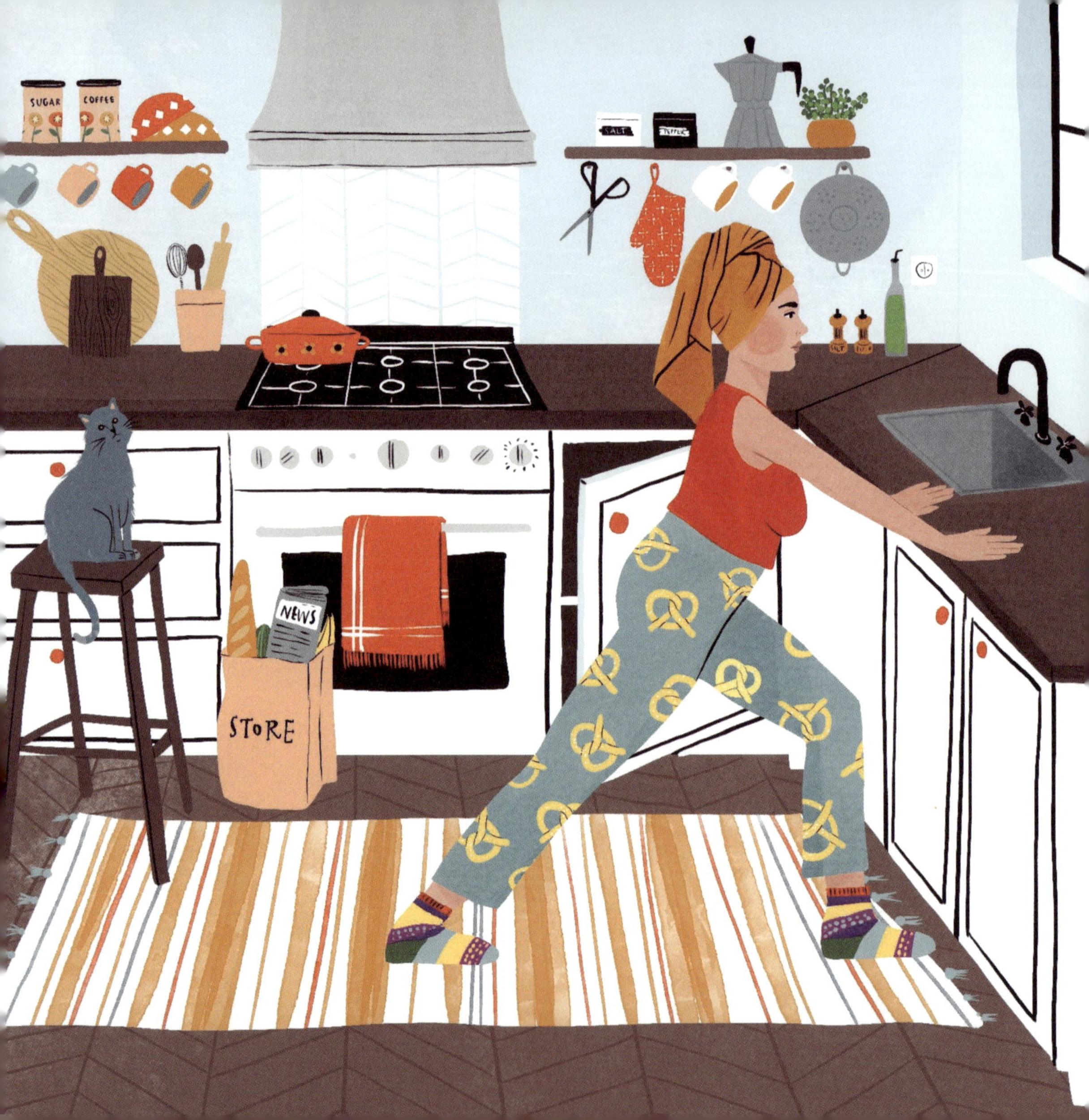
SUGAR
COFFEE
SALT
PEPPER
NEWS
STORE

WADENDEHNUNG

Diese Dehnung tut vor allem nach einem Spaziergang, einer Wanderung oder einem Lauf gut und hilft, Verspannungen der Waden- und Sprunggelenkmuskulatur zu vermeiden.

GUT FÜR

Verbesserung der Sprunggelenk- und Fußbeweglichkeit; Verbesserung der Flexibilität der Wadenmuskulatur

VARIATION

Beuge das hintere Knie leicht, um zu spüren, wie sich die Dehnung im unteren Teil der Wade ausbreitet.

1. Stelle dich an die Arbeitsplatte und stütze dich mit den Händen darauf ab. Dabei ein Bein einen Schritt von der Arbeitsfläche und das andere Bein zwei Schritte von der Arbeitsfläche entfernt aufstellen. Nun das vordere Knie beugen, während das hintere Bein gerade bleibt.
2. Diese Position halten und dabei die hintere Ferse in den Boden drücken, um eine Dehnung in der Wade des hinteren Beins zu erreichen.
3. Nun 30 bis 60 Sekunden lang in die Dehnung hineinatmen.
4. Die Übung mit dem anderen Bein wiederholen.

DEHNUNG AM TISCH

Diese Dehnung kannst du überall ausführen – zu Hause, auf der Arbeit, in der Schule, bei Freunden. Im Ernst! Sie eignet sich wunderbar zum Stressabbau und unterstützt dich dabei, dich zu sammeln und zu zentrieren, nachdem du stundenlang auf einen Bildschirm gestarrt hast.

GUT FÜR

Dehnung der Schultern, Hüften, Gesäßmuskeln, Kniesehnen und Waden; Regeneration der Faszien; Entspannung des Körpers und Beruhigung des Geistes

VARIATIONEN

Wenn du die Arme weiter öffnest, verändert sich der Bereich in der Brust oder den Schultern, welcher gedehnt wird. Beide Arme gleichzeitig auf eine Seite des Tisches führen und in die Rippen auf der gegenüberliegenden Körperseite atmen, um den Raum zwischen den Rippenknochen auszudehnen und zu vergrößern.

1. Aufrecht vor eine Arbeitsfläche oder einen stabilen Tisch stellen, sodass die Arme bis zum Rand der Arbeitsfläche reichen.
2. Nun mit geradem Rücken in den Hüften beugen, sodass die Hände und Unterarme auf der Arbeitsplatte oder der Tischplatte aufliegen und das Körpergewicht gleichmäßig stützen.
3. Atme dabei in den Brustkorb, um ihn in alle Richtungen auszudehnen.
4. Diese Position so lange halten, wie es sich gut anfühlt.

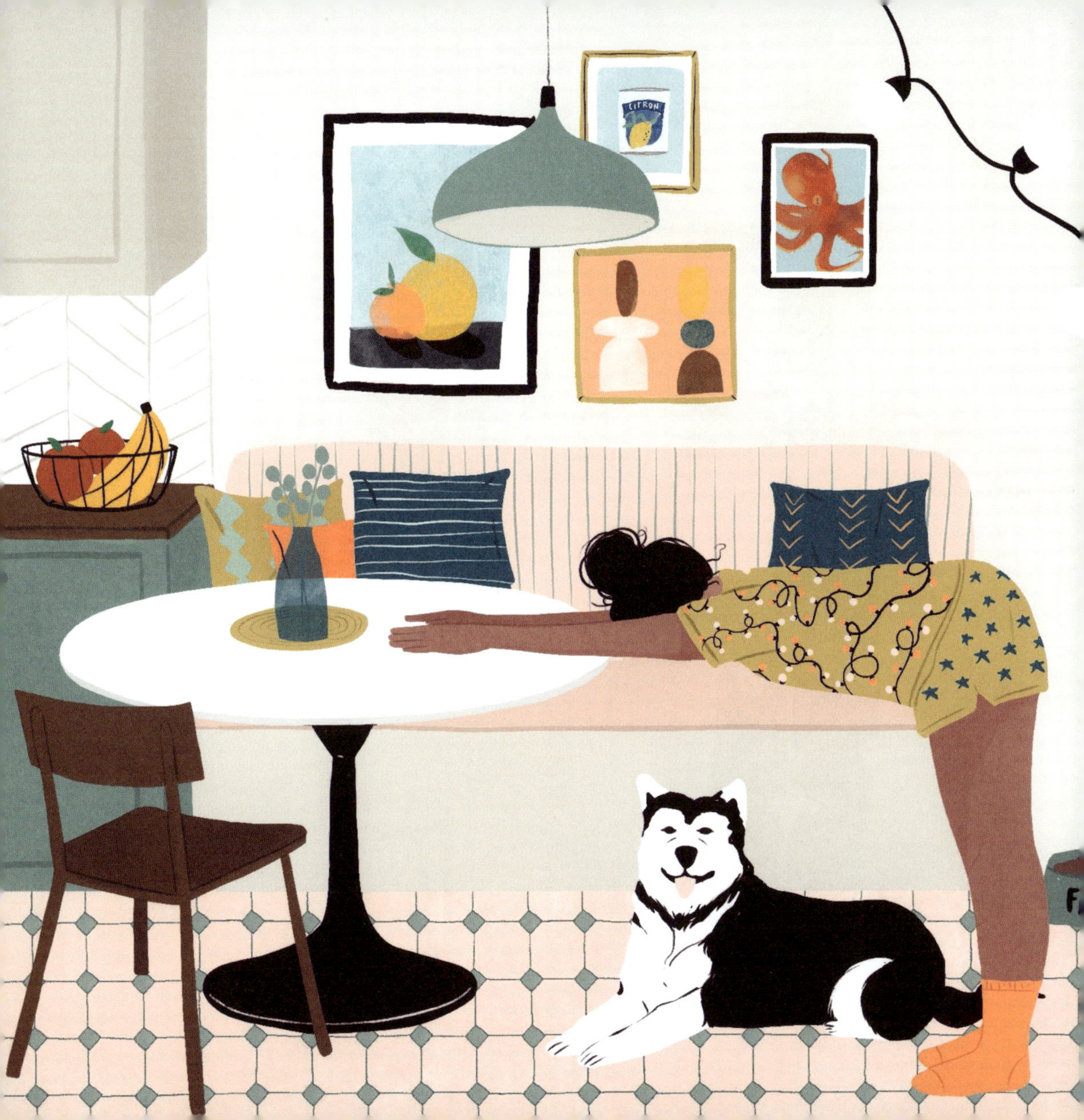
CITRON

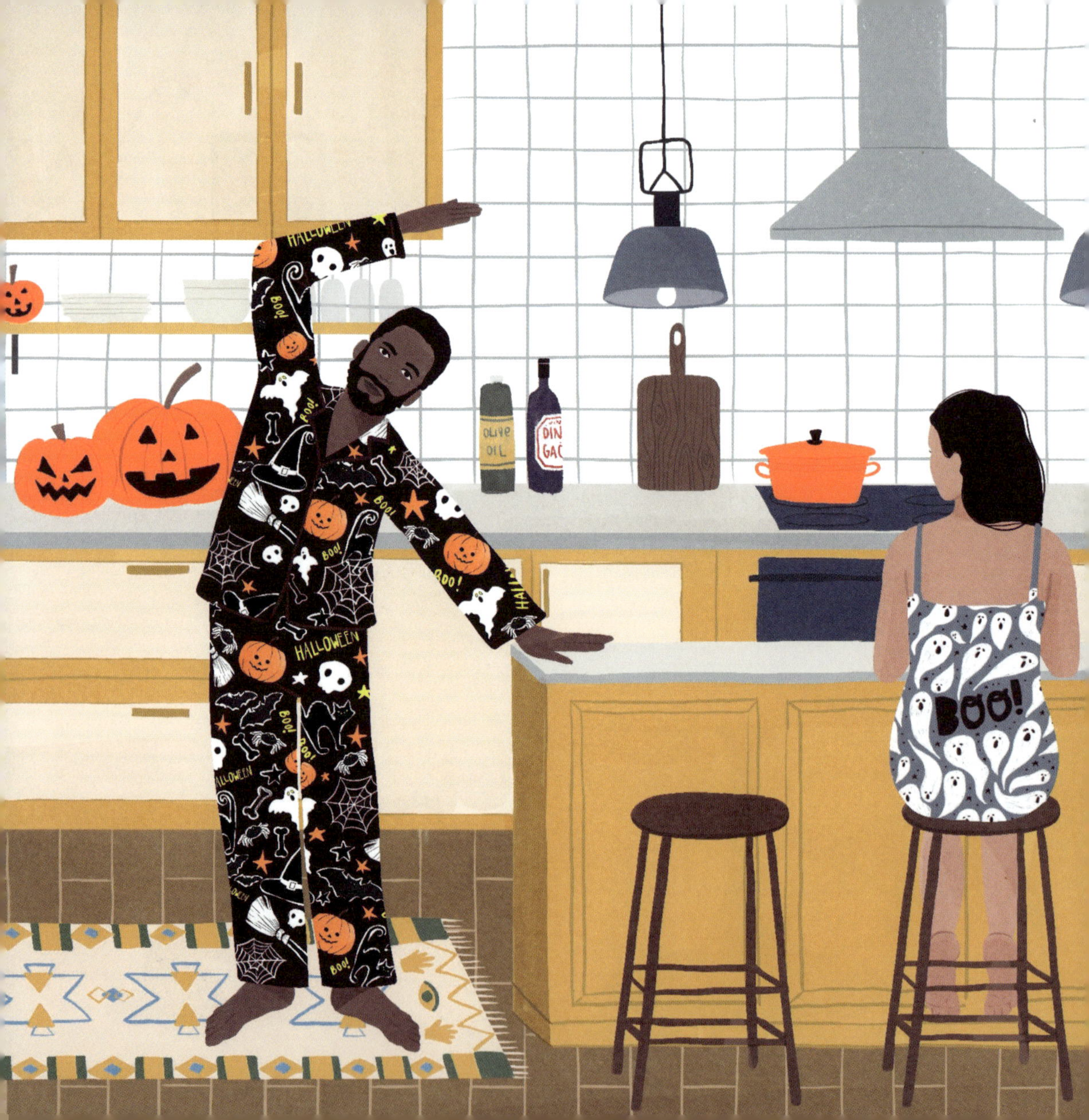
HALLOWEEN
BOO!
OLIVE OIL
HALLOWEEN
BOO!

SEITNEIGUNG AN DER ARBEITSPLATTE

Eine meiner Klientinnen ist Anästhesistin und verbringt den Großteil ihres Arbeitstages damit, über Patienten zu wachen. Bei ihrer Arbeit beugt und verdreht sie häufig ihren Oberkörper. Um ihren Brustkorb zu dehnen, Platz zwischen ihren Rippen und Hüften zu schaffen und eine angenehme Entspannung in den Seiten zu spüren, führt sie mehrmals am Tag die Seitneigung an ihrer Arbeitsplatte durch.

GUT FÜR

Regeneration der Faszien; Verbesserung der Rippenbeweglichkeit; Dehnung der seitlichen Bauchmuskeln, des *Latissimus dorsi* und des unteren Rückens

VARIATION

Um eine tiefere Dehnung im hinteren Teil der Schulter zu spüren, die Brust und den angehobenen Arm zur Arbeitsplatte drehen.

1. Begib dich in einen aufrechten Stand seitlich neben einer Arbeitsplatte oder einem Tisch, lege eine Hand auf die Arbeitsplatte und hebe den anderen Arm über den Kopf.
2. Nun den Oberkörper seitlich zur Arbeitsplatte beugen und die Dehnung durch den angehobenen Arm spüren.
3. Diese Position 3 vollständige Atemzüge lang halten, wobei beide Füße fest auf dem Boden stehen.
4. Die Übung 3-mal wiederholen, dann umdrehen und mit der anderen Seite ebenfalls 3-mal durchführen.

BRUSTDEHNUNG BEI HANDYNACKEN

Eine gute Übung, die gegen die schlechte Haltung, welche durch das Schreiben von Textnachrichten oder das Starren auf das Handy verursacht wird, hilft, ist die Brustdehnung. Dr. D. L. Fishman prägte den Begriff »Text-Neck«, zu Deutsch »Handynacken«, zu der ein nach unten geneigter Hals, ein angespannter Brustkorb und eine schwache obere Rückenmuskulatur gehören. Du kannst diese Übung ausführen, während dein Kaffee durchläuft, oder sie auch mal in einer Arbeitspause einschieben.

GUT FÜR

Verbesserung der Körperhaltung; Öffnung des Brustkorbs; Stärkung der Streckmuskeln der oberen Wirbelsäule

VARIATIONEN

Jeweils einen Arm über den Kopf heben, während du den Brustkorb öffnest. Die Finger hinter dem Körper verschränken und die Schulterblätter zusammenpressen, um den Brustkorb zu öffnen.

1. Einen aufrechten Stand an einem Tisch einnehmen, wobei die Füße parallel und hüftbreit auseinander stehen und das Körpergewicht gleichmäßig auf beide Füße verteilt ist.
2. Halte dein Kinn unten, drücke deine Hände auf die Arbeitsplatte und neige die unteren Schulterblätter nach vorne und oben, sodass deine Brust zur Decke zeigt und ein leichter Bogen in deinem oberen Rücken entsteht. Dabei kommen die Schulterblätter näher zusammen.
3. Dann in die Ausgangsposition zurückkehren.
4. Die Übung 5- bis 8-mal wiederholen.

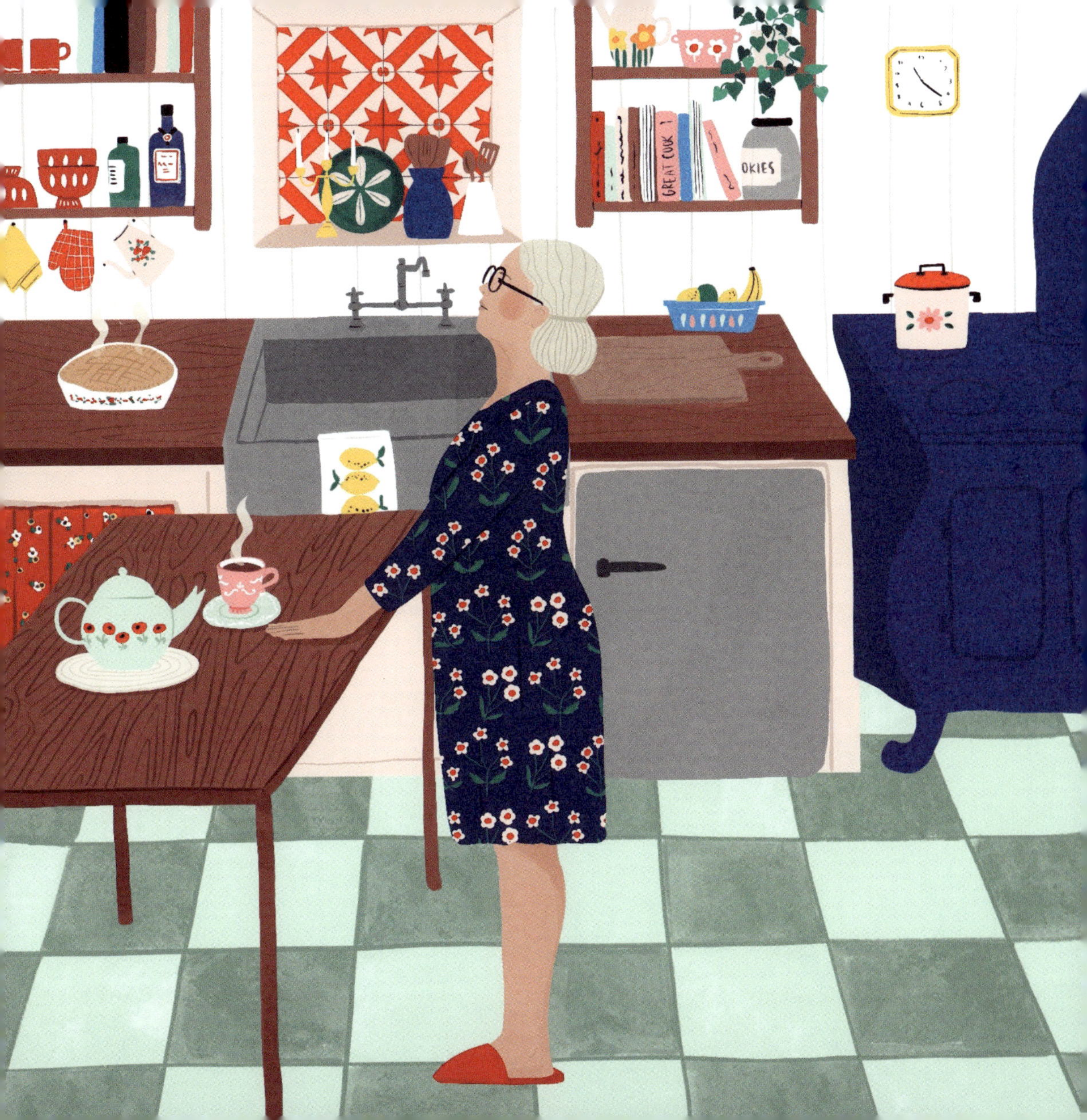
GREAT COOK
OKIES

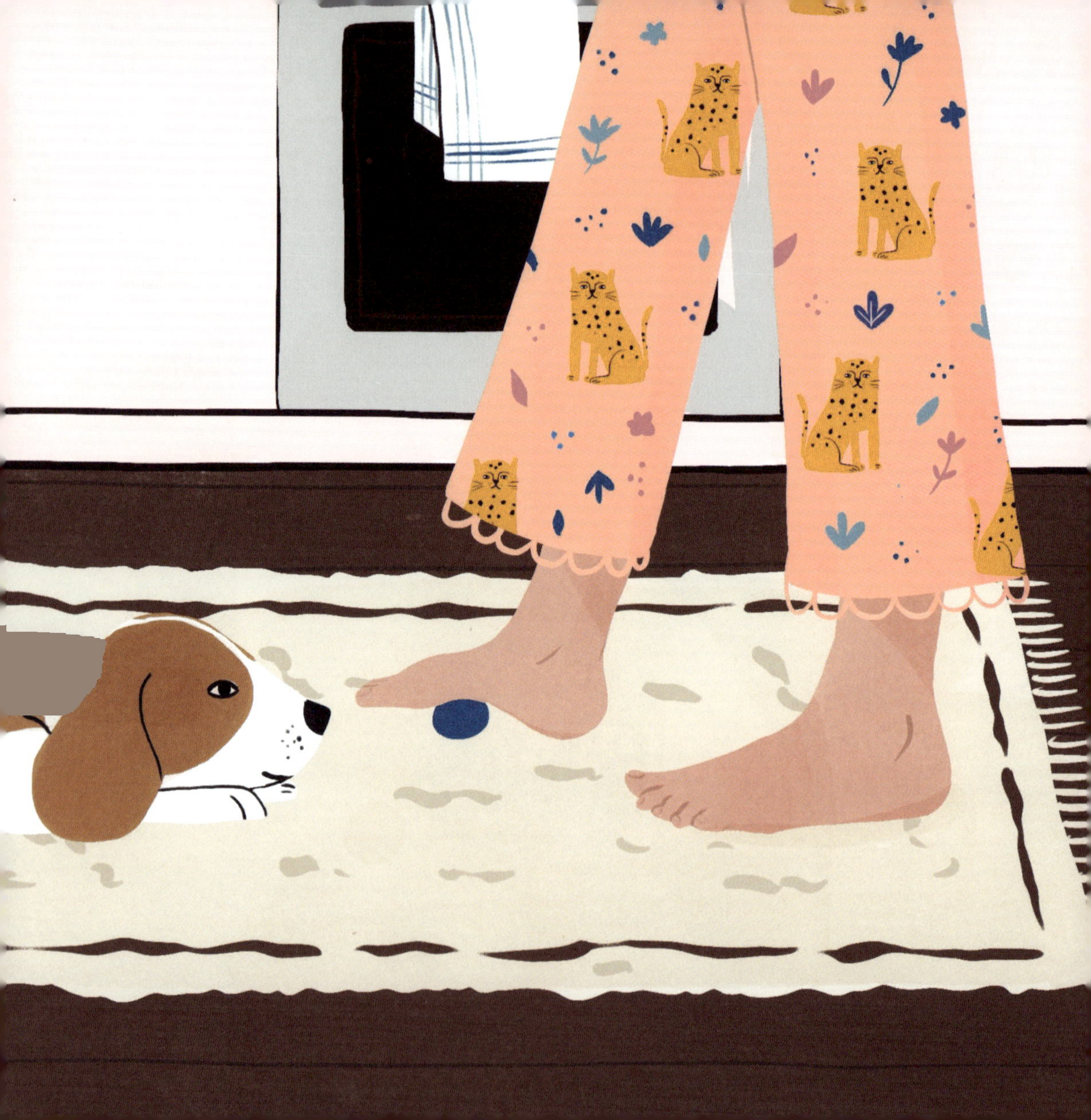

FUSSSOHLENMASSAGE MIT DEM TENNISBALL

Diese Übung ist die perfekte Gelegenheit, deinen Füßen etwas Gutes zu tun. Sie kommt den 26 Knochen, 33 Gelenken und über 100 Muskeln, Sehnen und Bändern in deinem Fuß zugute. Halte für diese Übung bitte einen Tennisball bereit.

GUT FÜR

Wiederherstellung der Plantarfaszie (Fuß); Stärkung der Knöchel- und Fußmuskulatur; Verbesserung des Gleichgewichts

VARIATIONEN

Mit der Ferse auf den Boden stellen und den Ball unter den Fußballen legen, das Gewicht auf den Ballen verlagern, um den Ball zu drücken. Dann den Druck sanft lösen, indem du das Gewicht zurücknimmst.

Mit der Ferse auf den Boden stellen und den Ball unter den Fußballen legen, dann den Fuß von einer Seite zur anderen drehen.

1. Auf ein Bein stellen und sich dabei an einer Arbeitsfläche oder einem stabilen Tisch festhalten.
2. Den angehobenen Fuß auf einen Tennisball stellen. Nun den Fuß mit leichtem Druck etwa 30 Sekunden lang auf dem Ball vor und zurück rollen.
3. Das Ganze mit dem anderen Fuß wiederholen.

SITZENDE VIER

Nun widmen wir uns unseren Hüften. Der *Piriformis*, einer der sechs Hüftrotatoren, ist ein flacher, bandförmiger Muskel im Bereich des Gesäßes. Er verläuft parallel zum Ischiasnerv und wenn er verspannt und entzündet ist, kann es zu Ischiasbeschwerden kommen. Auch nach einem langen Flug oder nach einer langen Autofahrt können solche Spannungsgefühle auftreten. Ich habe noch niemanden getroffen, der diese Dehnung nicht mag.

GUT FÜR

Dehnung der Piriformis- und Hüftmuskeln; Linderung von Ischiasbeschwerden

VARIATION

Du kannst diese Dehnung auch auf dem Rücken liegend auf dem Boden durchführen.

1. Auf die Kante eines Stuhls setzen und das Gewicht gleichmäßig auf beide Sitzbeinhöcker verteilen. Die Füße flach auf den Boden stellen.
2. Nun das rechte Sprunggelenk auf den linken Oberschenkel legen, sodass das gebeugte Knie von der Körpermittellinie weg zeigt und die Beine die Zahl 4 bilden.
3. Den Oberkörper nach vorne neigen, um die Hüfte leicht zu beugen, und die Dehnung 30 Sekunden lang halten. Anschließend die Dehnung auf der anderen Seite wiederholen.

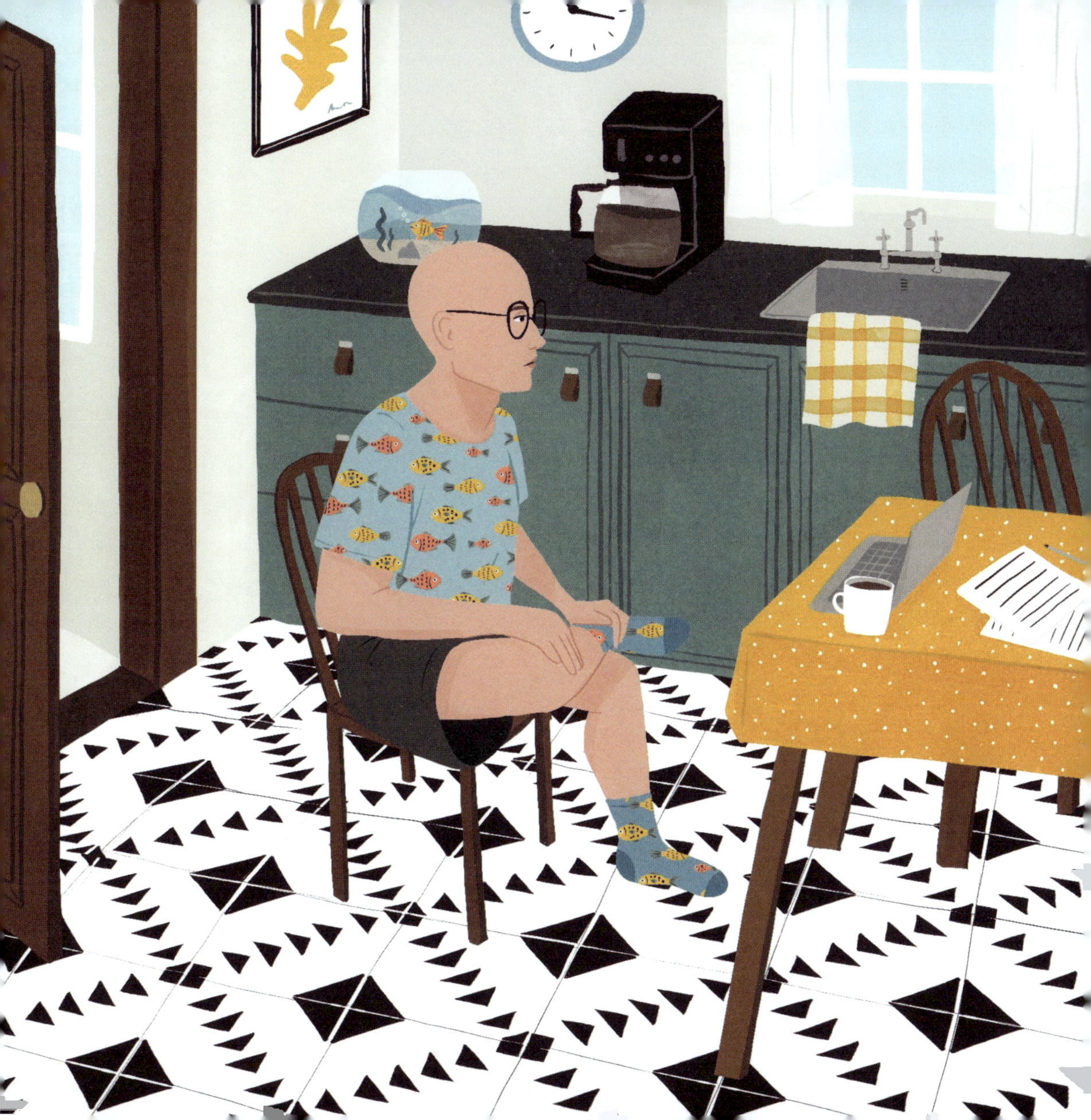

IM BADEZ

Es ist jetzt an der Zeit, sich für den Tag fertig zu machen, aber das bedeutet nicht, dass du aufhören musst, deinen Körper zu trainieren. Bleibe auch im Badezimmer in Bewegung! Du benötigst ein Handtuch und ein Kissen.

IMMER

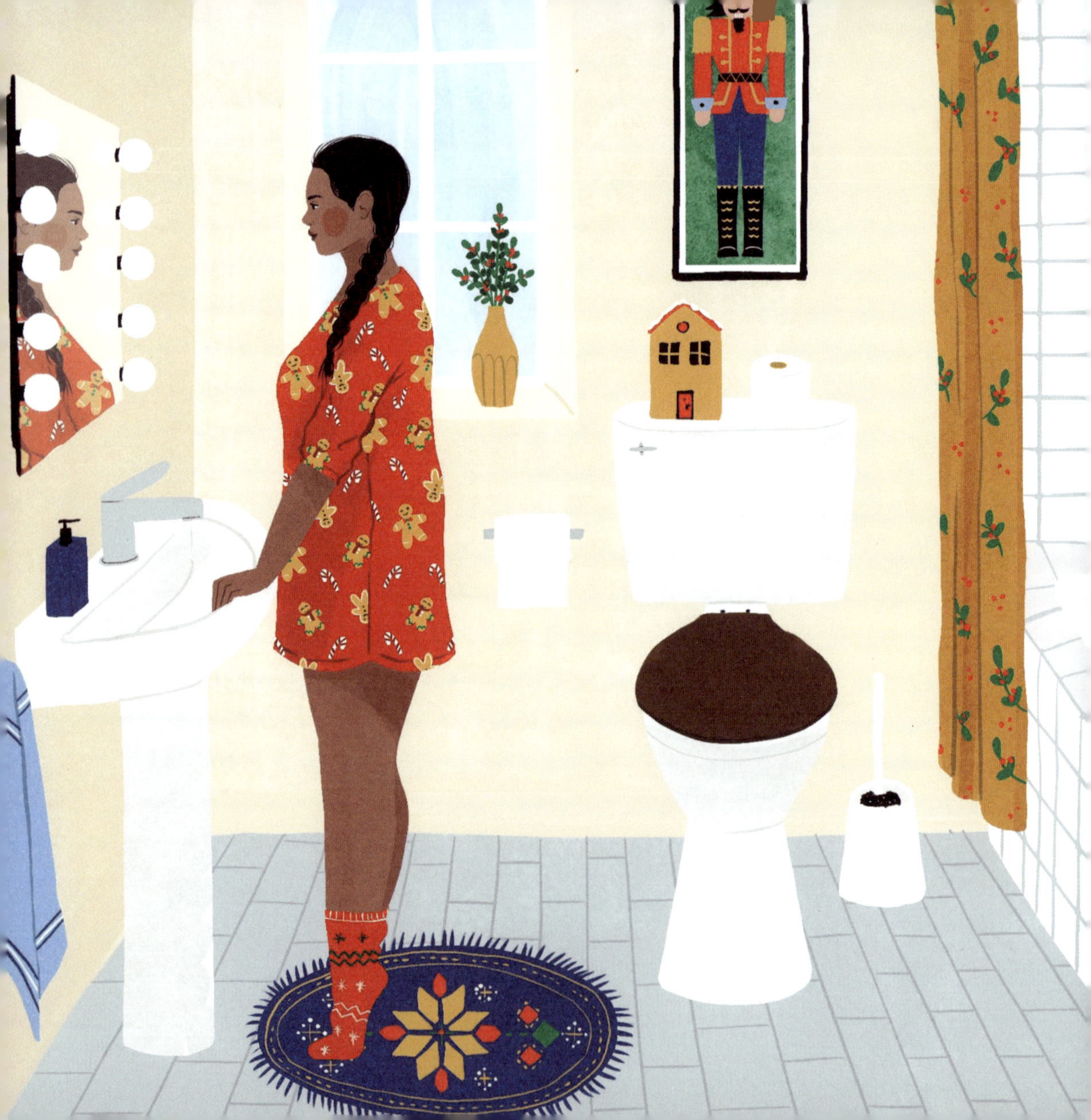

FERSENHEBEN IM STEHEN

Lass uns nun die Kraft unserer Wadenmuskeln aktivieren, um auf unseren Zehen und Fußballen zu balancieren. Das stärkt die Knöchel und Füße und verbessert das Gleichgewicht.

GUT FÜR

Core-Aktivierung; Verbesserung der Beweglichkeit und Kraft der Fußgelenke; Förderung des Gleichgewichts; Stärkung der Waden- und Gesäßmuskulatur

VARIATION

Auf den Zehenspitzen stehend eine Ferse absenken und das gegenüberliegende Knie beugen. Im Wechsel mit der anderen Ferse und dem gegenüberliegenden Knie durchführen. Dies entspricht einer Wiederholung. Die Übung 20- bis 30-mal wiederholen.

Einen Fuß anheben. Dann die Ferse des anderen Fußes anheben und wieder absenken. Dies mit 10 bis 15 Wiederholungen auf jeder Seite durchführen.

1. Einen aufrechten Stand einnehmen, dabei die Füße parallel zueinander stellen und das Gewicht gleichmäßig auf beide Füße verteilen. Nun das Gewicht auf die beiden großen Zehen verlagern und dabei mit den Händen am Waschbecken festhalten.
2. Hebe beide Fersen an, um dich auf die Zehenspitzen zu stellen, und verlagere das Gewicht auf die Zehen und Fußballen. Halte diese Position für 1 bis 2 Atemzüge oder solange wie möglich, ohne das Gleichgewicht zu verlieren. Senke dann die Fersen wieder auf den Boden ab.
3. Die Übung 10- bis 20-mal wiederholen.

BALANCEAKT AUF EINEM BEIN

Beim Zähneputzen balancieren: Damit schlägst du ganz praktisch zwei Fliegen mit einer Klappe. Wenn du diese Übung jeden Tag machst, stärkst du damit deine Hüften, Knie und Knöchel und stehst sicherer auf beiden Beinen. Der Name der Übung ist übrigens eine Hommage an meine Zirkuszeit.

GUT FÜR

Kräftigung der Gesäß- und Sprunggelenkmuskulatur; Verbesserung des Gleichgewichts; Vorbeugung von Stürzen (Bonus: strahlend saubere Zähne!)

VARIATIONEN

Zum angehobenen Bein, entgegengesetzten Arm zur Decke heben; dann beim Beinwechsel den anderen Arm anheben.

Die Ferse des aufgestellten Fußes heben und senken.

1. Während des Zähneputzens ein Bein anheben und das Gewicht auf den aufgestellten Fuß verlagern. Dabei spürt man, wie die Hüft- und Beinmuskeln aktiviert werden. Wenn nötig, am Waschbecken festhalten, um das Gleichgewicht zu halten.
2. Das Bein 30 bis 60 Sekunden lang angehoben halten, dann wieder auf den Boden absenken.
3. Die Übung auf der anderen Seite wiederholen.

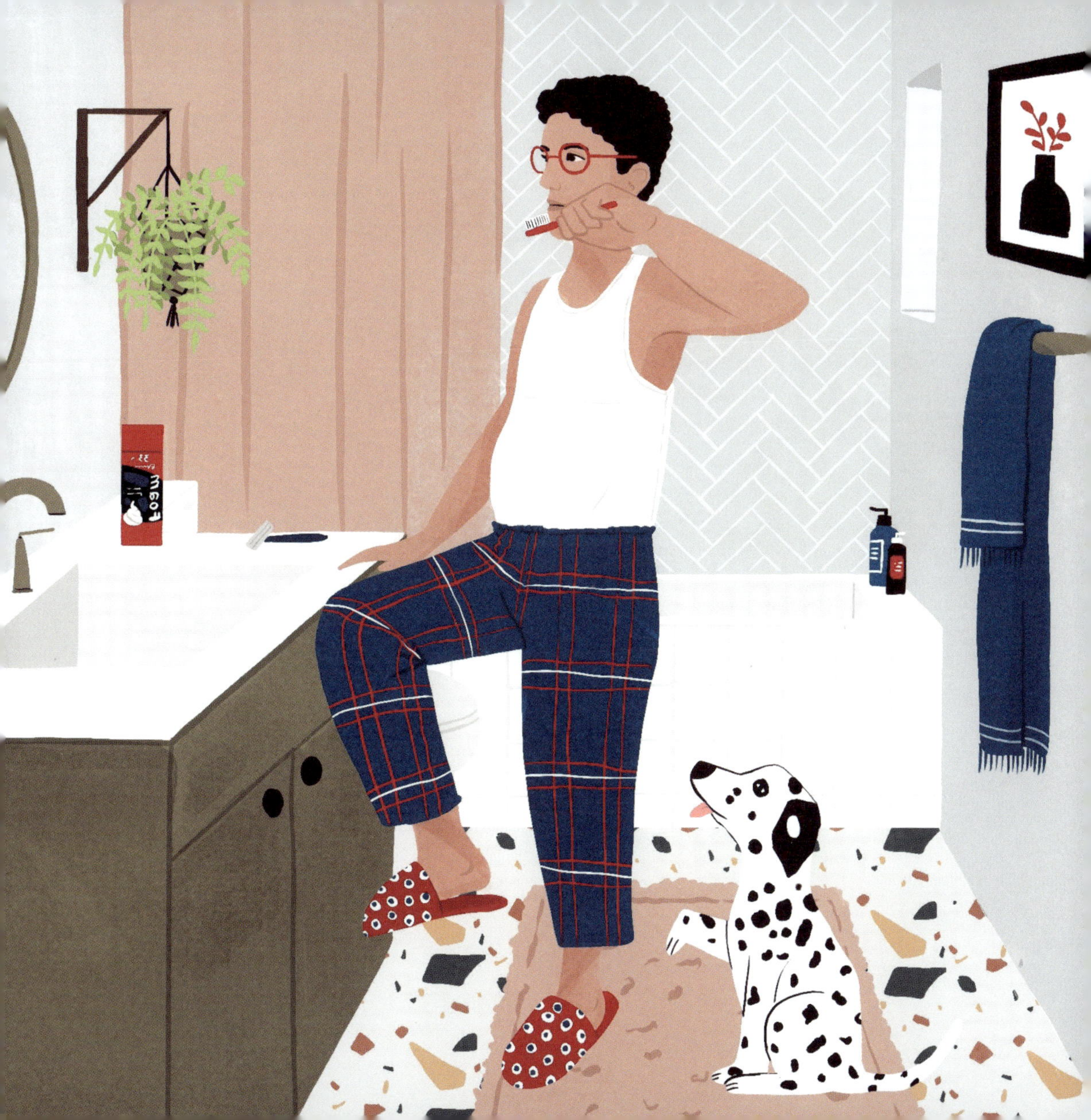

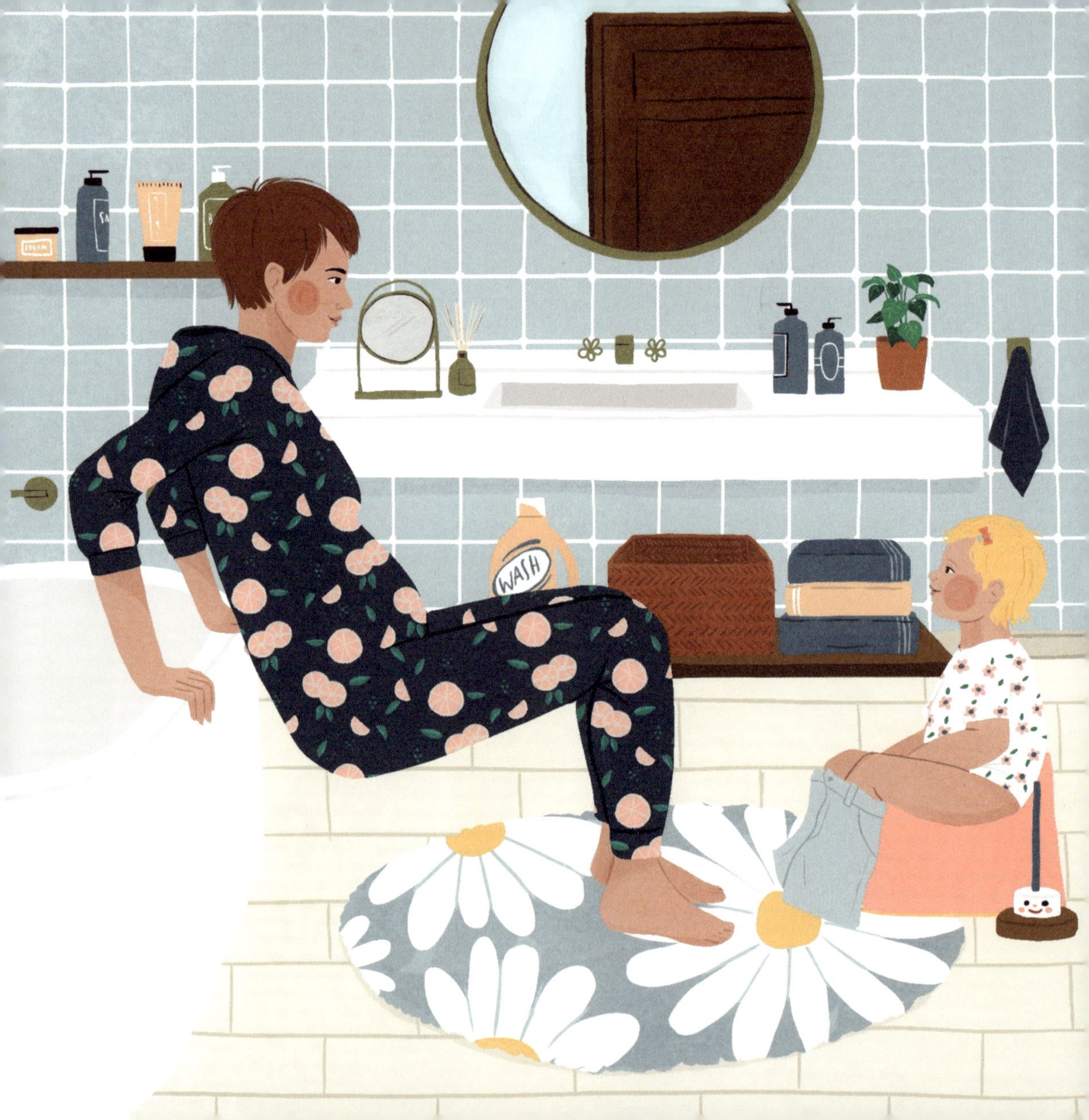
WASH

TRIZEPS-DIP AN DER BADEWANNE

Ja genau, die Badewanne! Auch sie kannst du zum Trainieren verwenden. Trizeps-Dips straffen die Rückseite der Oberarme – und gegen einen definierten Trizeps ist natürlich nichts einzuwenden. Diese Übung ist ideal dazu geeignet, den Oberkörper zu stärken. Wenn du keine Badewanne hast, kannst du die Übung auch auf der Kante eines stabilen Stuhls oder Couchtisches durchführen.

GUT FÜR

Kräftigung des Trizeps; Aktivierung der stabilisierenden Muskeln der Körpermitte und Schulter

VARIATIONEN

Die Füße weiter auseinander stellen und die Dips mit gestreckten Beinen ausführen, anstatt sie im 90-Grad-Winkel zu beugen.

Auf- und Abwärtspulses hinzufügen.

Nun die beiden vorherigen Variationen kombinieren: die Beine strecken und Pulses hinzufügen. Du wirst es mir später danken.

1. Begib dich in einen aufrechten Stand mit dem Gesicht von der Wanne weg. Dann einen Schritt nach vorne machen und die Arme hinter den Körper bringen. Die Knie beugen und die Hände mit den Handflächen nach unten und den Fingern nach außen auf den Wannenrand legen.
2. Nun mit den Füßen einen weiteren Schritt nach vorne machen, sodass die Knie um etwa 90 Grad gebeugt sind.
3. Die Ellbogen beugen und die Hüfte in Richtung Boden absenken, bis die Ellbogen etwa 90 Grad angewinkelt sind.
4. Jetzt die Arme wieder strecken und sich langsam in die Ausgangsposition zurückschieben.
5. Die Übung 10- bis 15-mal wiederholen.

KNIEBEUGEN AM WASCHBECKEN

Die Städte Moskau und Mexiko-City haben sich etwas einfallen lassen, um ihre Bevölkerung fit und gesund zu halten: Sie boten Pendlern für eine bestimmte Anzahl absolvierter Kniebeugen ein kostenloses U-Bahn-Ticket an. Kniebeugen kannst du auch machen, aber viel bequemer im Schlafanzug und indem du dich an deinem Waschbecken festhältst. Für die Variationen solltest du zwei Konservendosen oder leichte Hanteln bereithalten.

GUT FÜR

Core-Aktivierung; Stärkung des Quadrizeps, Gesäßmuskeln, Hamstrings und *Latissimus dorsi*; Verbesserung der Knöchel-, Knie- und Hüftgelenkbeweglichkeit

VARIATIONEN

In der Kniebeugenposition auf- und abwärts gerichtete Pulses hinzufügen.

Jeweils eine Konservendose oder Hantel in jede Hand nehmen und die Arme während der Kniebeuge mit den Handflächen nach vorne halten.

1. Etwa einen halben Schritt entfernt in einem aufrechten Stand vor das Waschbecken stellen und mit den Händen am Rand des Waschbeckens festhalten.
2. Die Knie im 90-Grad-Winkel beugen, als ob du auf einem Stuhl sitzen würdest, dabei in der Hüfte leicht nach vorne beugen und die Wirbelsäule neutral halten.
3. Um in die Ausgangsposition zurückzukehren, die Fersen auf den Boden drücken und dabei die Beine strecken. Du solltest spüren, wie deine Gesäßmuskeln aktiviert werden.
4. Die Übung 10- bis 30-mal wiederholen.

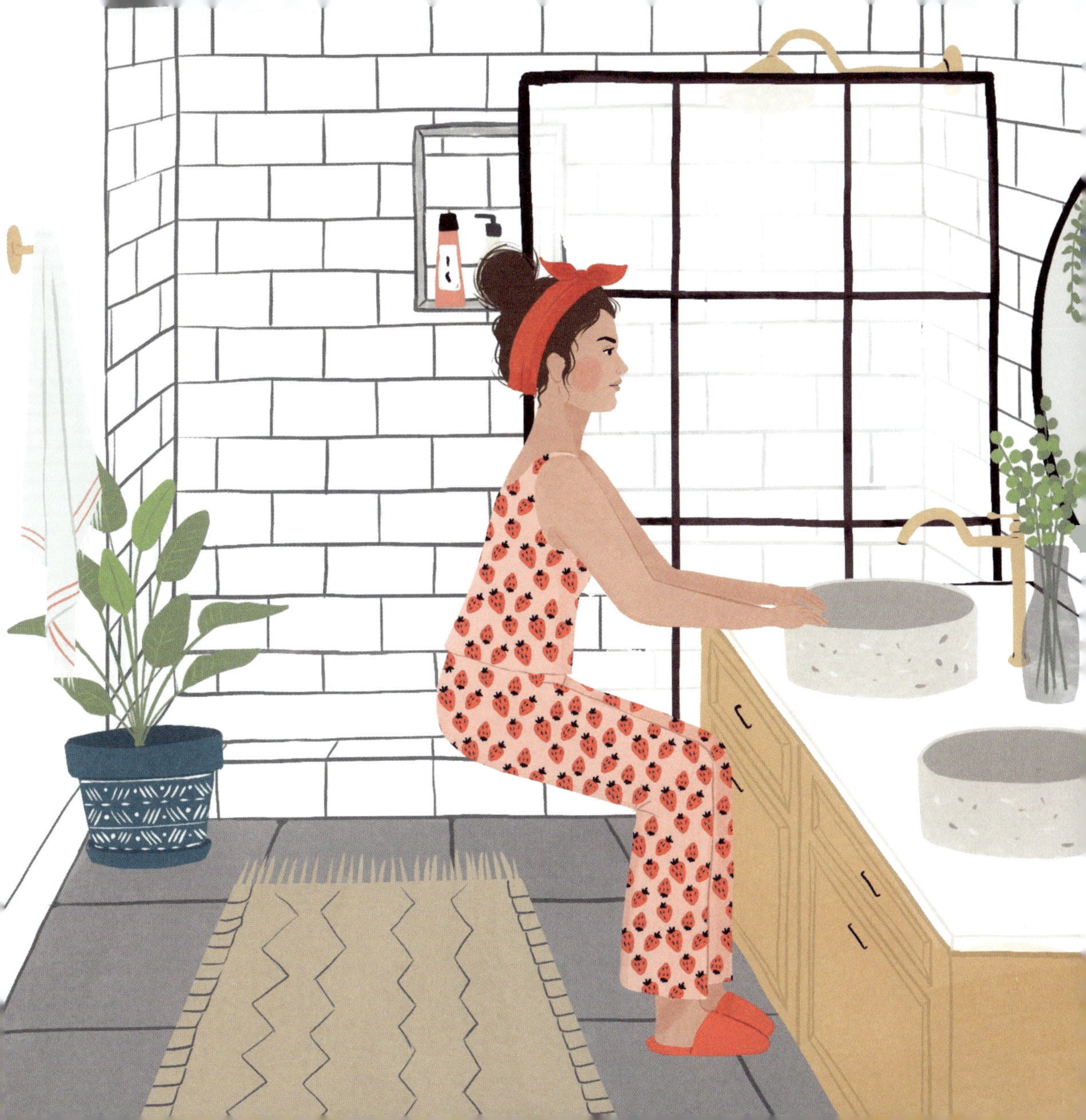

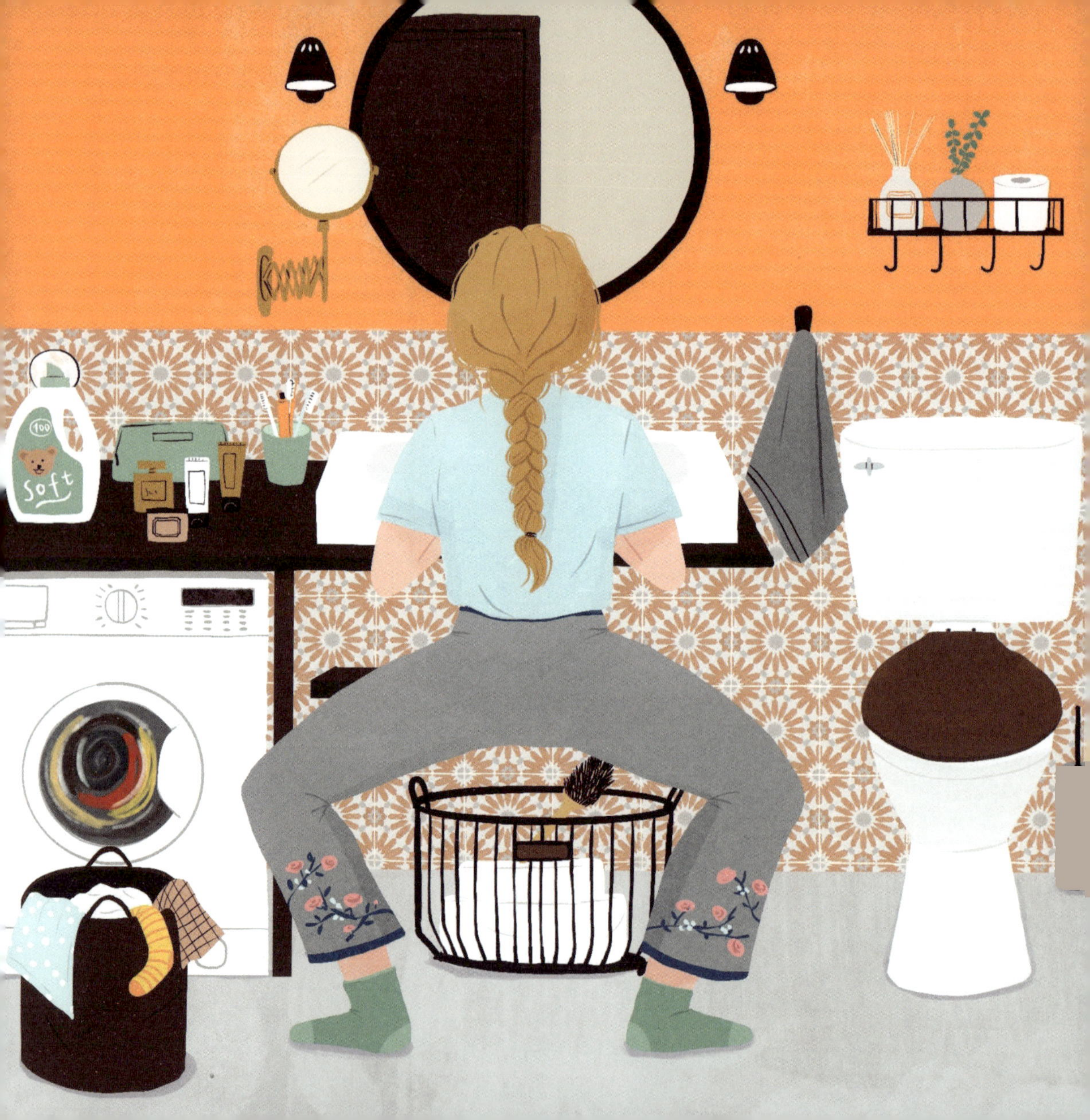
100
soft

GRAND PLIÉ

Diese Übung basiert auf einer Grundpose im Ballett, die ich oft mit meinen Kund*innen praktiziere. Stelle dir vor, dass im Hintergrund sanftes Klavierspiel zu hören ist, als würdest du gerade Ballett üben. Vielleicht inspiriert dich das sogar zu geschmeidigeren und anmutigeren Bewegungen.

GUT FÜR

Kräftigung der Gesäßmuskeln, Quadrizeps, Hamstrings und Adduktoren (innere Oberschenkelmuskeln); Verbesserung des Gleichgewichts

VARIATIONEN

Die Arme beim Plié nach vorne führen.

Wenn sich dein Gleichgewicht verbessert, kannst du die Arme beim Plié über den Kopf heben.

1. Einen aufrechten Stand einnehmen und die Beine weiter als hüftbreit auseinanderstellen, die Zehen zeigen nach vorne. Mit den Händen am Waschbecken festhalten, um nicht aus dem Gleichgewicht zu kommen.
2. Nun die Hüften öffnen. Dafür die Beine so drehen, dass die Knie und Zehen 45 Grad von der Körpermittellinie nach außen zeigen.
3. Die Füße bleiben während der Übung fest auf dem Boden stehen. Jetzt die Knie bis zu einem Winkel von etwa 90 Grad beugen, dabei darauf achten, dass die Knie mit den Zehen eine Linie bilden und die Wirbelsäule neutral ist.
4. Anschließend die Beine wieder in die Ausgangsposition bringen.
5. Die Übung 10- bis 20-mal wiederholen.

ENTGEGENGESETZTE ARM- UND BEINSTRECKUNG

Dies ist eine gute Übung für dich, wenn du deinen unteren Rücken stärken möchtest. Falls du empfindliche Handgelenke hast, kannst du diese Übung auf den Unterarmen ausführen. Lege ein gefaltetes Handtuch auf den Wannenrand und stütze dich mit deinen angewinkelten Ellbogen darauf. Falls dein Badezimmer zu klein ist, kannst du die Übung auch auf dem Fußboden im Wohnzimmer ausführen.

GUT FÜR

Aktivierung der stabilisierenden Muskeln der Körpermitte, Schulter, Wirbelsäule und Hüfte; Stärkung der Gesäßmuskulatur

VARIATIONEN

Die Position 2 bis 3 Atemzüge lang halten.

Auf- und abwärts gerichtete Beinpulses hinzufügen und dabei die korrekte Hüftausrichtung beibehalten.

1. Begib dich in einen korrekt ausgerichteten Vierfüßlerstand. Den Bauchnabel zur Wirbelsäule ziehen, um die Körpermitte zu aktivieren. Den Blick auf den Boden richten.

2. Mithilfe der Rumpfkraft einen Arm nach vorne strecken, wobei die Handfläche nach innen zeigt. Gleichzeitig das gegenüberliegende Bein nach hinten strecken. Dabei die Hüften gerade halten und keine Gewichtsverlagerung von einer Seite zur anderen zulassen.

3. Nun den gestreckten Arm und das gestreckte Bein wieder in die Ausgangsposition zurückführen.

4. Die Übung 3- bis 5-mal wiederholen, dann die Position wechseln und 3 bis 5 Wiederholungen mit dem anderen Arm und Bein ausführen.

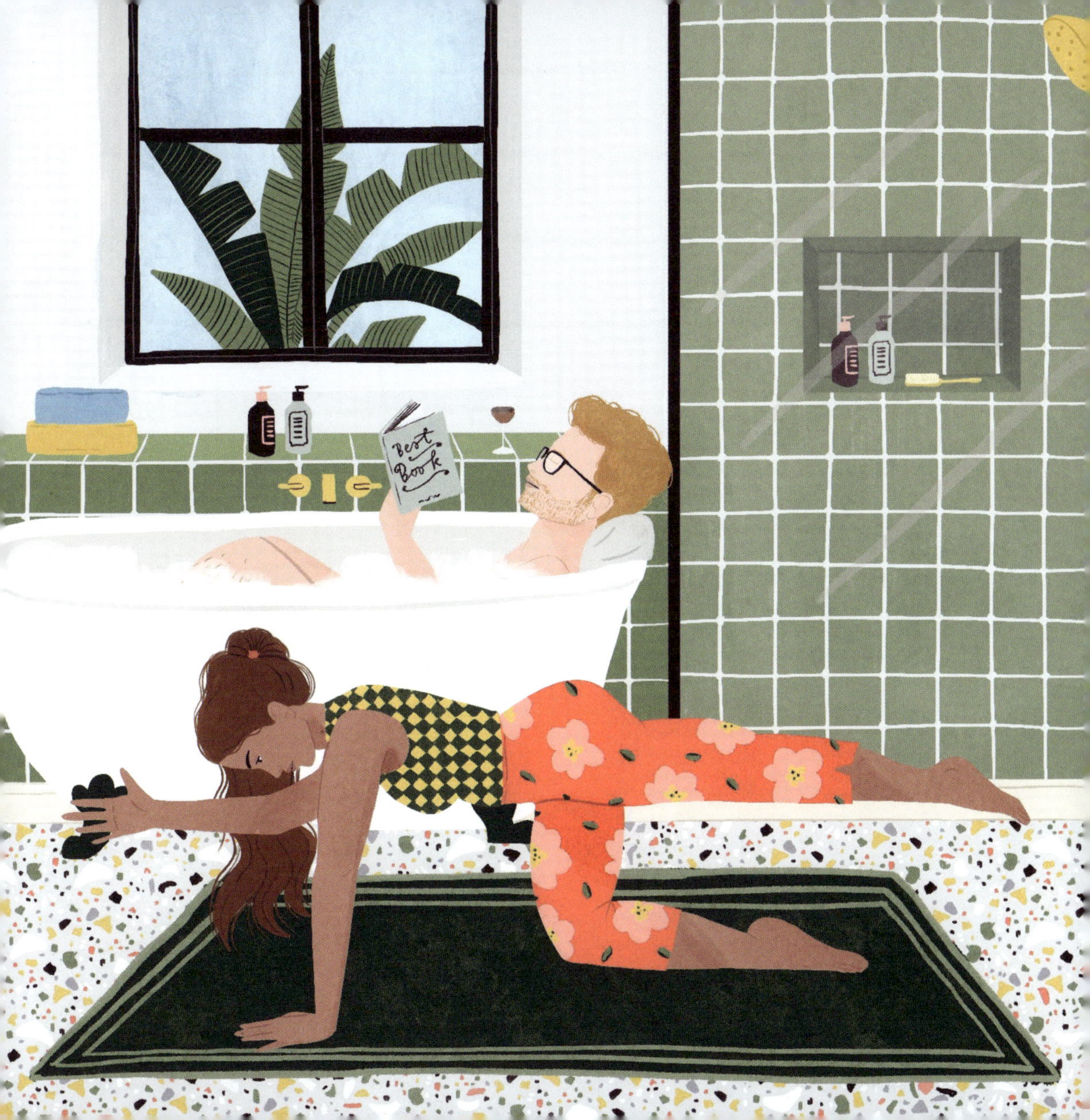
Best Book

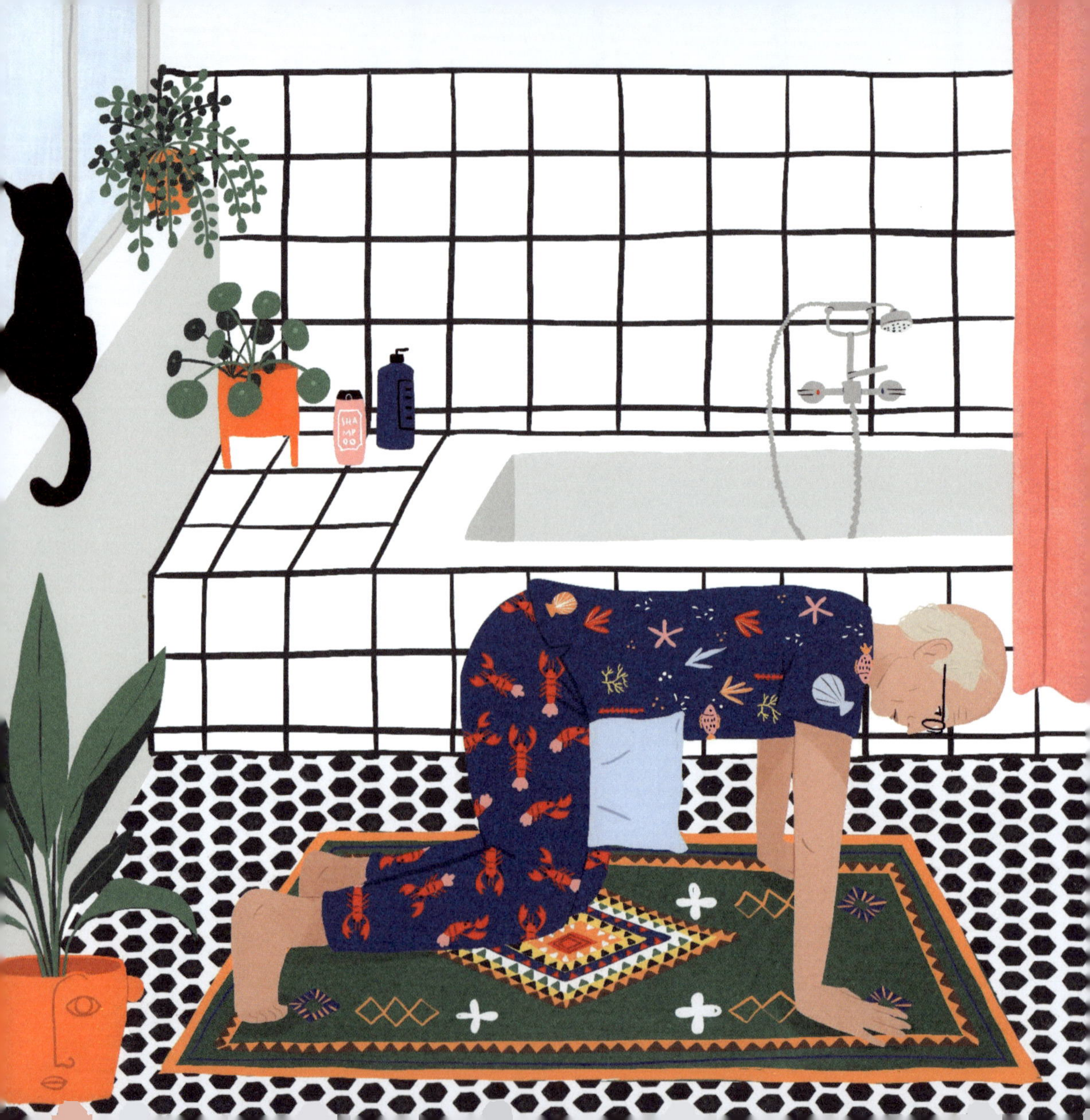
SHA
MP
OO

BEIDSEITIGES KNIEHEBEN

Diese Übung sieht vielleicht einfach aus, ist tatsächlich aber ziemlich anspruchsvoll. Wenn du sie lange genug hältst, kann es passieren, dass dein Herz rast und deine Muskeln zittern. Lege ein gefaltetes Handtuch unter deine Knie, um es dir etwas bequemer zu machen. Halte bitte außerdem ein Kissen bereit. Wenn dein Badezimmer zu klein ist, kannst du diese Übung auch auf dem Fußboden des Wohnzimmers durchführen.

GUT FÜR

Stärkung der Wirbelsäule, Adduktoren, *Latissimus dorsi*, Quadrizeps und Hüftbeuger; Aktivierung der stabilisierenden Muskeln der Körpermitte, Schulter und des Iliosakralgelenks; Verbesserung der Ausdauer

VARIATION

Abwechselnd einen Fuß anheben und absenken, während die Knie über dem Boden schweben. Dabei die Hüfte stabil halten, damit sie nicht nach links und rechts kippt.

1. Begib dich in einen korrekt ausgerichteten Vierfüßlerstand. Den Bauchnabel zur Wirbelsäule ziehen, um die Körpermitte zu aktivieren. Der Blick ist auf den Boden gerichtet.
2. Das Kissen zwischen den Oberschenkeln platzieren, dann auf die Zehenspitzen stellen und das Kissen zwischen den Beinen zusammenpressen. Beide Knie leicht vom Boden abheben, sodass sie über dem Boden schweben.
3. Die Position für einen vollen Ein- und Ausatemzug halten (siehe Seite 24). Dann die Knie wieder auf den Boden absenken.
4. Die Übung 5- bis 10-mal wiederholen.

QUADRIZEPS-DEHNUNG IM STEHEN

Unabhängig davon, ob du joggst, Fahrrad fährst oder den ganzen Tag am Schreibtisch sitzt, können deine Quadrizepsmuskeln verspannt und verkürzt sein. Mit dieser Dehnung streckst du deinen Quadrizeps und verbesserst gleichzeitig die Beweglichkeit deiner Knie. Wenn du nicht so gut auf den Beinen bist, kannst du die Übung auch in Seitenlage durchführen.

GUT FÜR

Dehnung der Quadrizepsmuskeln; Verbesserung der Kniebeweglichkeit

VARIATION

Deinen Fuß festhalten und gleichzeitig das Steißbein nach vorne kippen, um eine tiefere Dehnung im vorderen Oberschenkel und Hüftbeuger zu spüren.

1. Stelle dich aufrecht vor das Waschbecken. Die Füße stehen dabei hüftbreit auseinander und die Zehen sind nach vorne gerichtet. Mit einer Hand am Waschbecken festhalten, um das Gleichgewicht zu halten. Den Bauchnabel zur Wirbelsäule ziehen, damit die Körpermitte aktivieren wird.
2. Ein Bein anfersen und den Fuß mit der Hand greifen. Nun die Körpermitte aktivieren, um ein Durchbiegen des Rückens zu vermeiden.
3. Diese Position 30 bis 60 Sekunden lang halten. Danach den Fuß sanft auf dem Boden absetzen.
4. Auf der anderen Seite wiederholen.

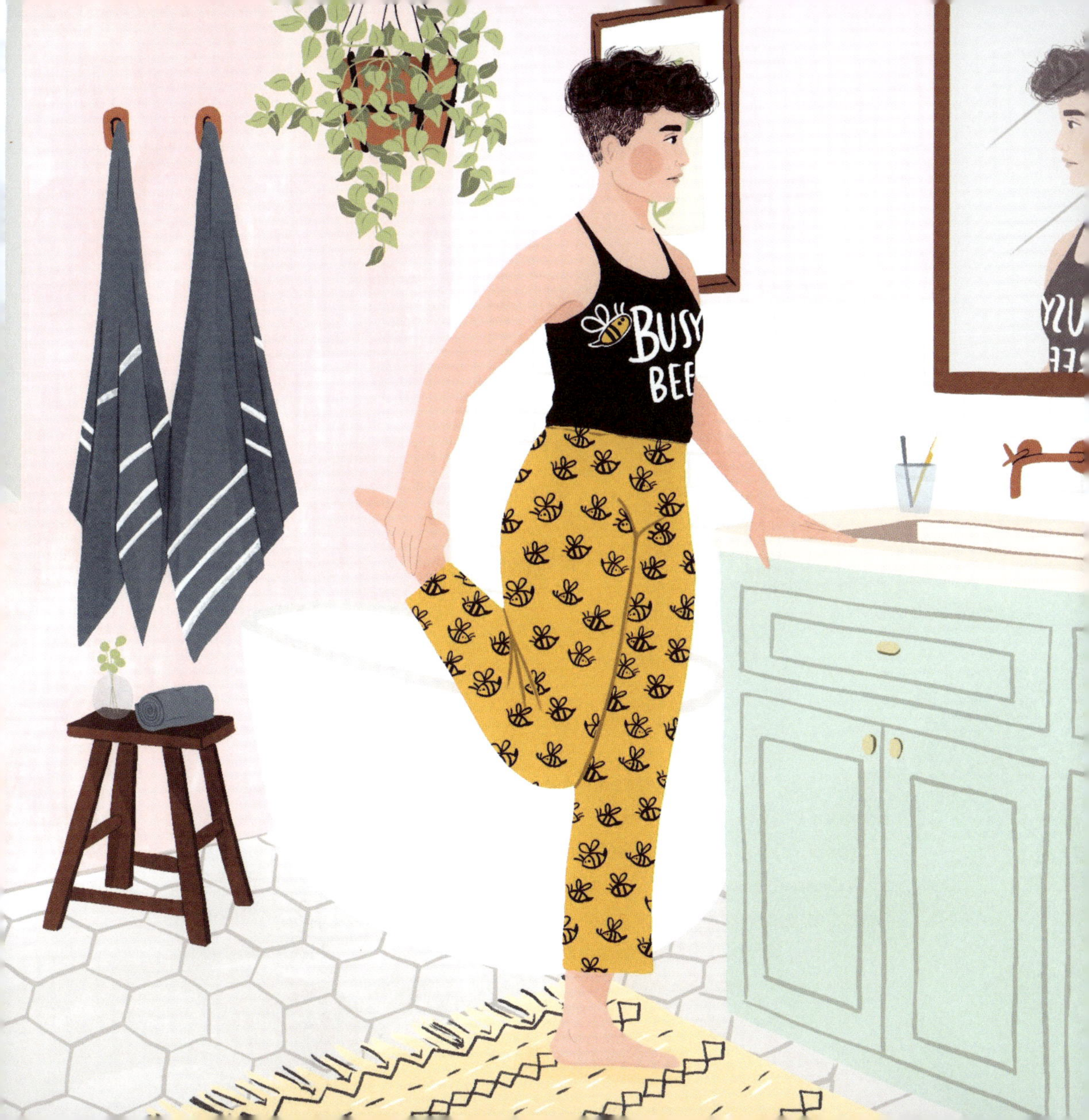
BUSY
BEE

IM WOHN

Mit nur wenig Zeitaufwand kannst du effektiv und bequem in deinem Wohnzimmer trainieren, indem du deine Wohnzimmermöbel geschickt einsetzt. Alle Bodenübungen lassen sich problemlos auf einer Yogamatte, einem Teppich oder direkt auf dem Boden ausführen. Für die weiteren Übungen benötigst du lediglich einen stabilen Stuhl, ein Sofa, einen Couchtisch, ein Kissen sowie eine Konservendose oder eine leichte Hantel.

ZIMMER

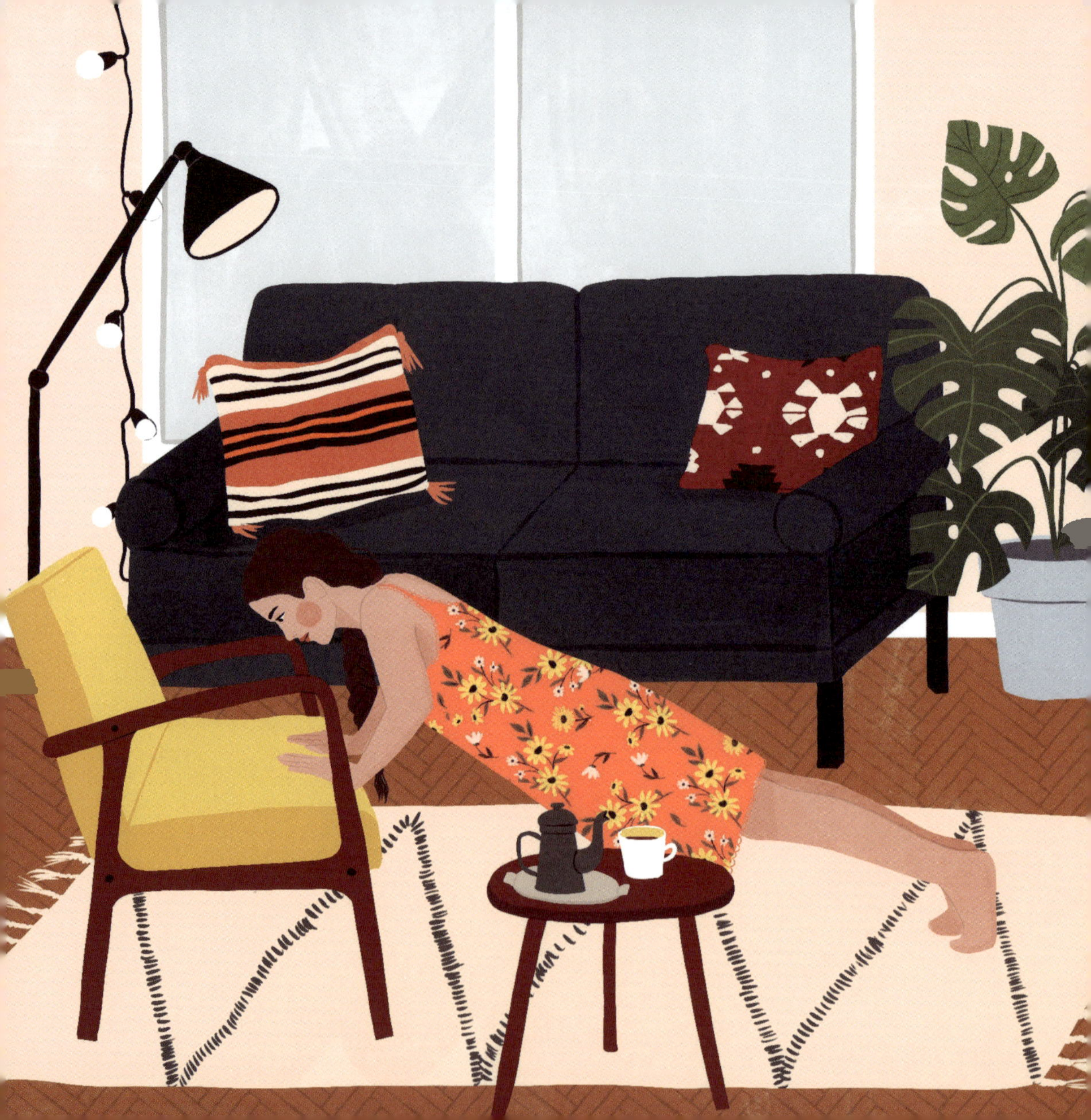

RUTHS TÄGLICHE LIEGESTÜTZE

Liegestütze sind tolle Übungen, weil sie den gesamten Körper stärken. Und wenn Ruth Bader Ginsburg, die mittlerweile verstorbene Richterin des Supreme Courts, diese Übung noch mit über 80 machen konnte, dann kannst du das sicher auch. Wenn du möchtest, kannst du die Übungsausführung anpassen, indem du deine Knie auf den Boden absenkst. Entscheide selbst!

GUT FÜR

Stärkung des Trizeps, der Brustmuskeln, der Gesäßmuskulatur und des Quadrizeps; Aktivierung der stabilisierenden Muskulatur der Körpermitte und der Schultern; Verbesserung der Körperhaltung und der Ausdauer

VARIATION

Sobald du deinen Körper in Richtung Sofa abgesenkt hast, kannst du in dieser Position mit den angewinkelten Armen Auf- und Abwärtspulses durchführen.

1. 3 bis 4 Schritte vom Sofa oder einem stabilen Stuhl entfernt niederknien. Dann nach vorne lehnen, sodass die Hände schulterbreit auf der Kante der festen Unterlage liegen.
2. Den Brustkorb öffnen und die Schultern weg von den Ohren bewegen, um eine Aktivierung im hinteren Teil der Schultern und Arme zu spüren.
3. Auf die Zehenspitzen stellen und die Knie vom Boden abheben, um eine Liegestützposition einzunehmen; dabei die Körpermitte aktivieren.
4. Die Ellbogen in einem Winkel von etwa 90 Grad beugen, um den Körper in Richtung Sofa oder Stuhl abzusenken. Dabei die Ellbogen nach hinten gerichtet lassen. Dann die Arme wieder strecken und in die Liegestützposition zurückkehren.
5. Die Übung 10- bis 12-mal wiederholen.

RÜCKWÄRTSROLLEN IM SITZEN

Dies ist eine anspruchsvolle Bauchübung, die du im Sitzen durchführen kannst – am Schreibtisch, auf einem langen Flug oder abends vor dem Fernseher.

GUT FÜR

Kräftigung der stabilisierenden Muskeln der Körpermitte, Schultern und Wirbelsäule sowie der Hüftbeuger und seitlichen Bauchmuskeln

VARIATIONEN

Die Arme nach vorne oder über den Kopf strecken.

Hebe die Füße vom Boden ab und halte zur Stabilisierung die Rückseiten deiner Oberschenkel fest.

1. Auf die Kante eines Stuhls setzen, den Oberkörper korrekt ausrichten und die Füße flach auf den Boden stellen. Die Füße in den Boden stemmen.
2. Nun die Hände hinter dich auf die Sitzfläche legen, die Ellbogen dabei leicht beugen, die Finger nach vorne richten und die Schultern weg von den Ohren bringen.
3. Den Bauchnabel zur Wirbelsäule ziehen und das Gewicht auf die Rückseite der Sitzbeinhöcker verlagern, sodass eine imaginäre Schale mit Wasser auf deinem Bauch stehen könnte. Dann in Richtung der Stuhlfläche bis auf halbe Höhe nach hinten rollen. Während des Rollens formt die Wirbelsäule die Form eines J.
4. Diese Position einen Atemzug lang halten und dann in die Ausgangsposition zurückkehren.
5. Die Übung 10- bis 15-mal wiederholen.

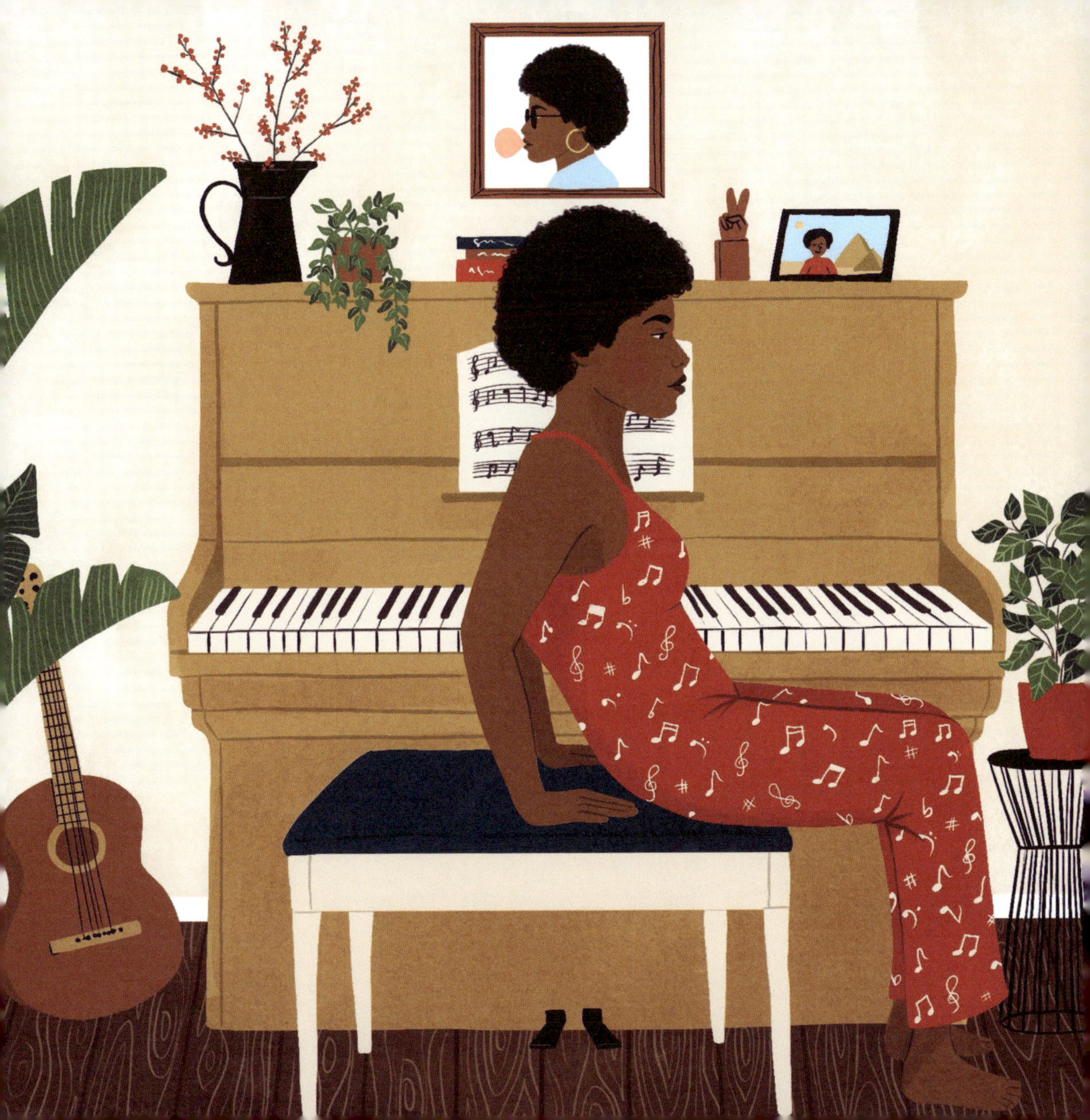

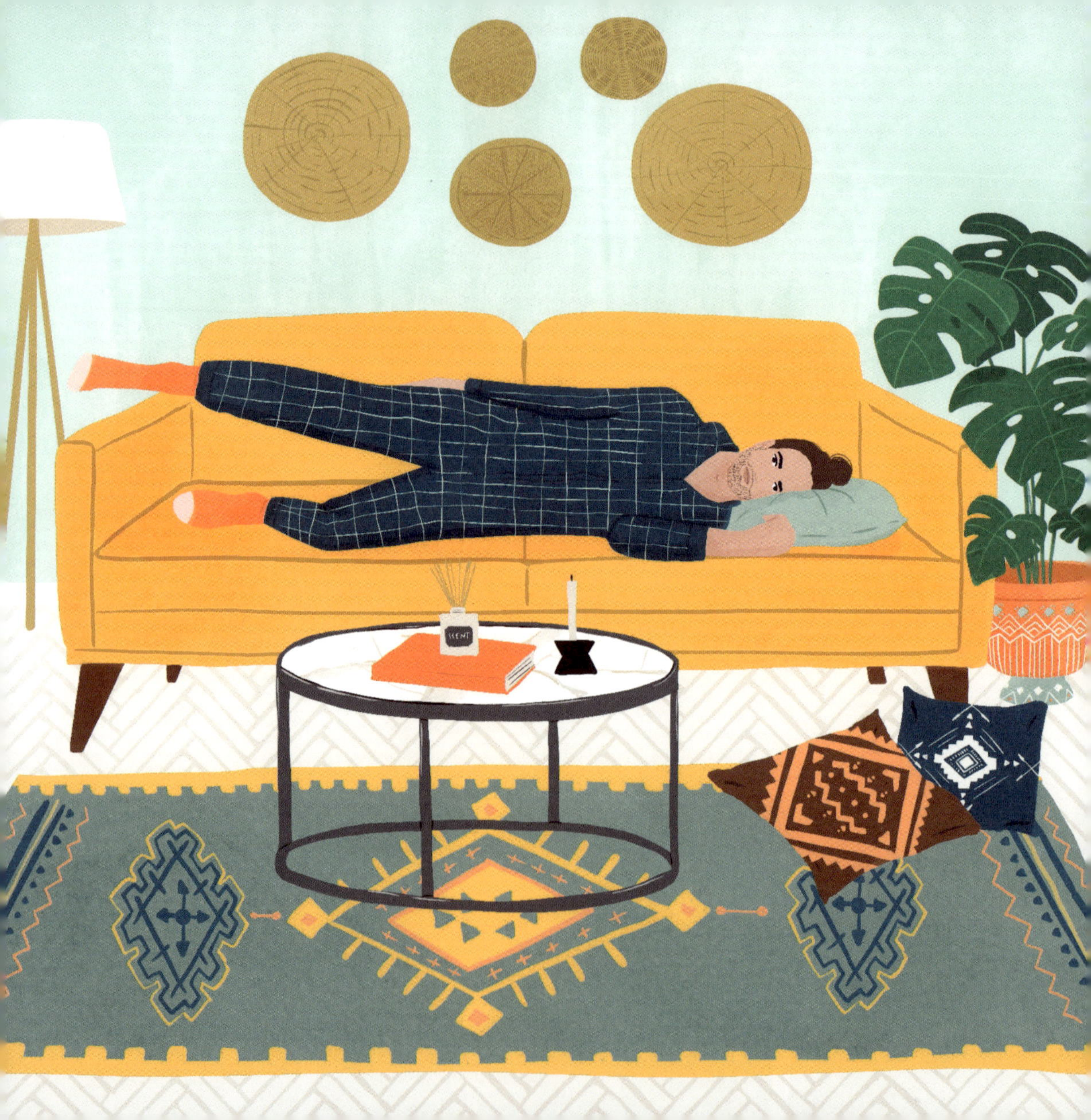
SCENT

BEINHEBEN IN SEITENLAGE

Übungen in der Seitenlage sind zur Straffung, Stärkung und Ausrichtung der Hüfte und des Knies unerlässlich. Bei dieser Übung wird die Hüftmuskulatur isoliert und trainiert. Du benötigst dafür ein Kissen.

GUT FÜR

Kräftigung der Hüftabduktoren und der Gesäßmuskulatur; Aktivierung der stabilisierenden Muskeln der Körpermitte und der Hüfte; Verbesserung des Gleichgewichts

VARIATIONEN

Die obere Hand auf den Oberschenkel legen, um dem Bein beim Anheben einen Widerstand entgegenzusetzen.

Das untere Bein ausstrecken, um die Ausrichtung und das Gleichgewicht zu fördern.

1. Eine korrekt ausgerichtete Seitenlage auf einem Teppich, einer Yogamatte oder einem Sofa einnehmen und den Kopf auf ein Kissen legen. Den unteren Arm anwinkeln und auf den Boden oder unter das Kissen legen, um den Kopf zusätzlich zu stützen. Das untere Bein anwinkeln und den oberen Arm seitlich auf den Körper legen.

2. Nun das obere Bein heben und senken, während das untere Bein liegen bleibt.

3. Die Übung 10-mal wiederholen, dann die Seite wechseln und 10-mal auf der anderen Seite wiederholen.

BEUGEN UND STRECKEN IN SEITENLAGE

Bringe mit der Beugung und Streckung in Seitenlage Bewegung in deine Hüften! Du kannst diese Übung auf einem Teppich oder einer Yogamatte durchführen, richtig bequem ist sie natürlich auf dem Sofa. Für die Übung brauchst du ein Kissen.

GUT FÜR

Core-Aktivierung; Stärkung der Abduktoren und der Gesäßmuskulatur; Verbesserung der Hüftbeweglichkeit; Stabilisierung von Hüfte und Wirbelsäule; Verbesserung des Gleichgewichts

VARIATION

Das untere Bein ausstrecken; das trainiert deine Haltung und dein Gleichgewicht.

1. Eine korrekt ausgerichtete Seitenlage einnehmen und den Kopf auf ein Kissen legen. Den unteren Arm anwinkeln und auf den Boden oder unter das Kissen legen, um den Kopf zusätzlich zu stützen. Das untere Bein anwinkeln und den oberen Arm seitlich auf den Körper legen.
2. Das obere Bein auf Hüfthöhe anheben, wobei es gerade und parallel zum Boden gehalten wird. Dann das Bein in den Knie- und Hüftgelenken so beugen, dass ein 90-Grad-Winkel entsteht.
3. Das angehobene obere Bein strecken und dehnen, dabei Hüft-, Knie- und Fußstellung beibehalten.
4. Die Übung 10-mal wiederholen, dann die Seite wechseln und 10-mal auf der anderen Seite durchführen.

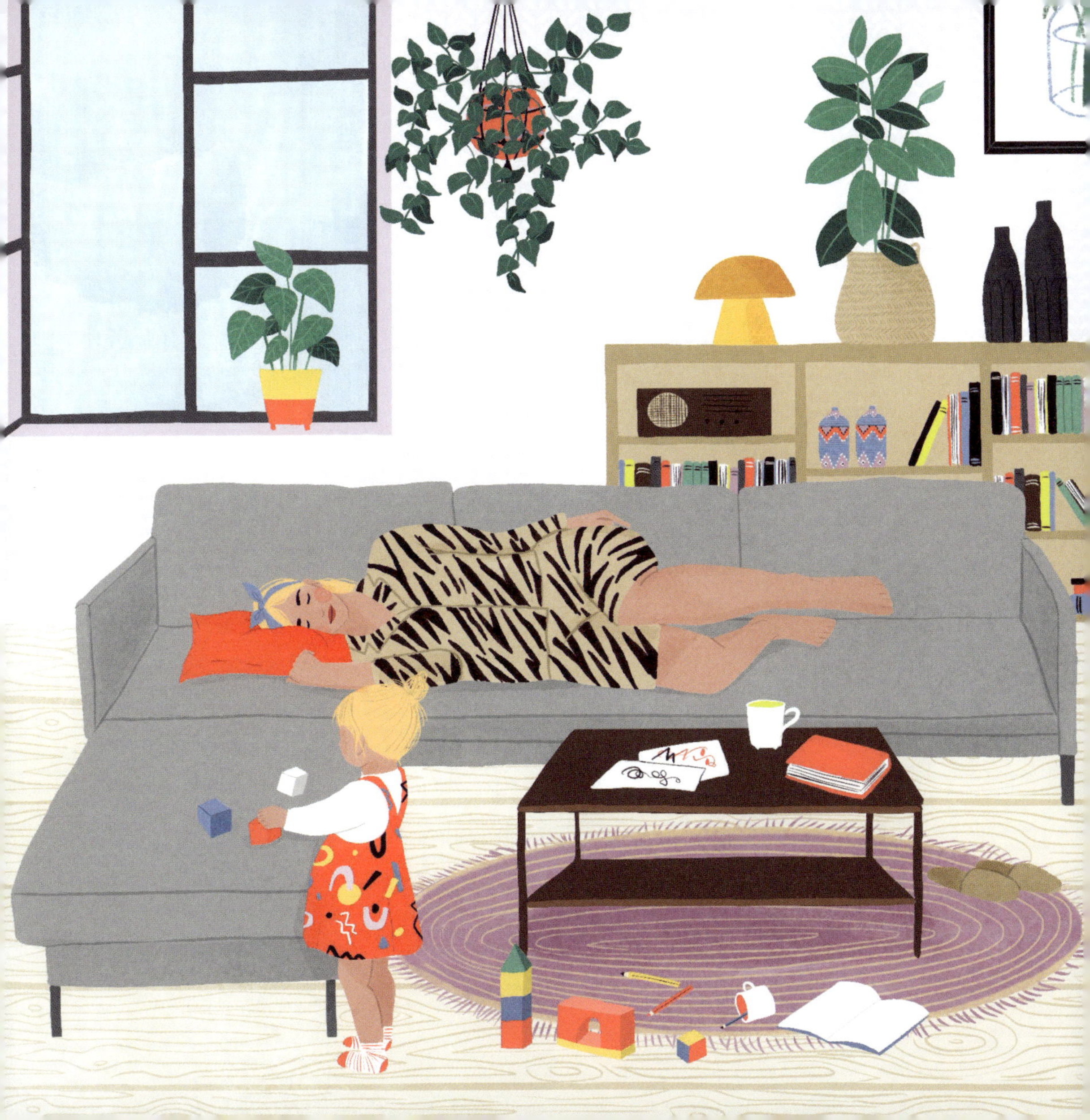

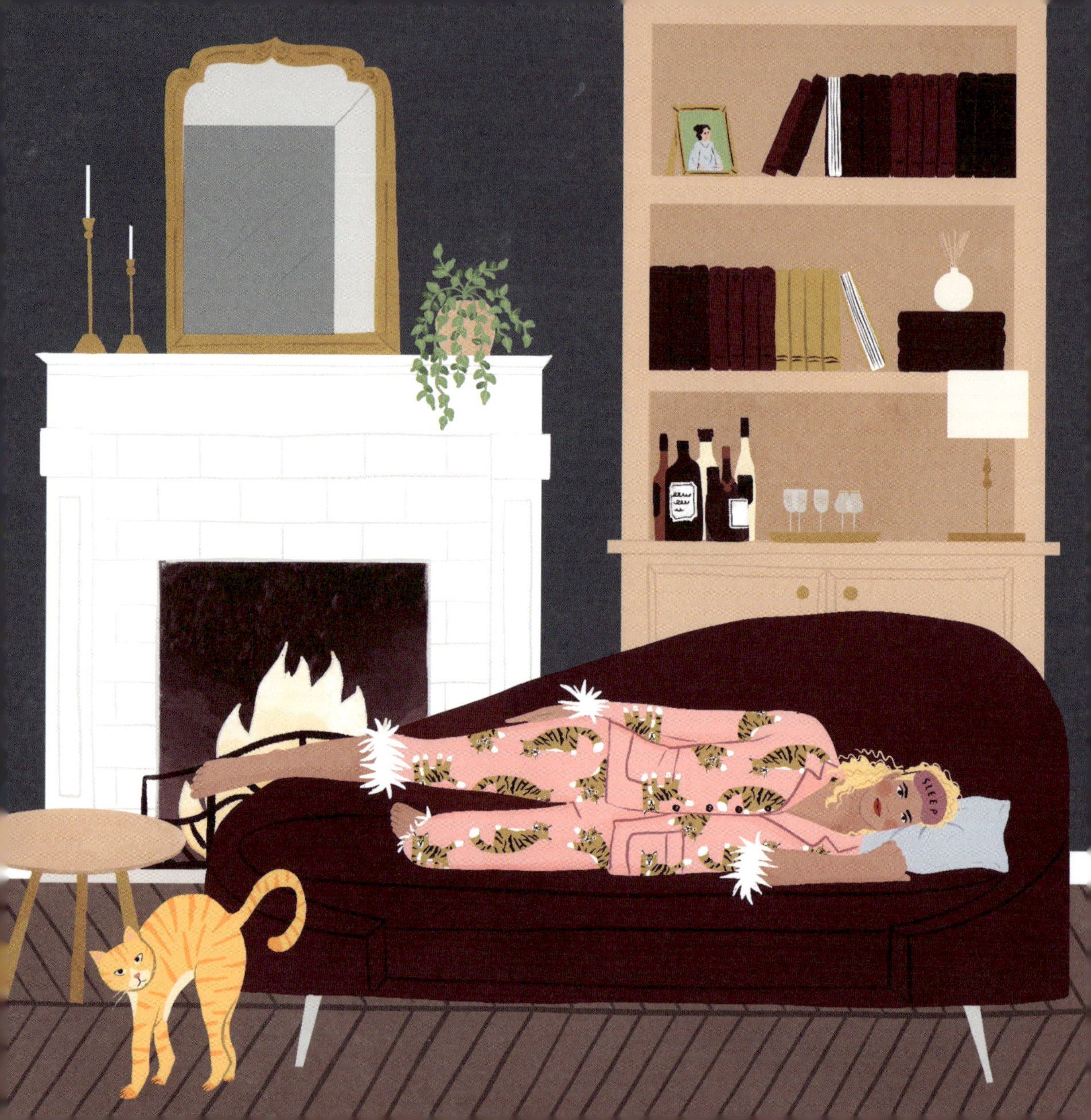
SLEEP

BEINKREISEN IN SEITENLAGE

Nach den vorangegangenen Übungen in der Seitenlage könnten deine Hüftmuskeln möglicherweise etwas ermüdet sein, aber das Bewegen des Oberschenkelknochens in deinem Hüftgelenk wird sich dennoch lohnen. Nach dieser Übung kannst du gerne deine Hüftmuskeln massieren, um sie zu entlasten.

GUT FÜR

Core-Aktivierung; Kräftigung der Abduktoren und Gesäßmuskeln; Verbesserung der Hüftbeweglichkeit; Stabilisierung von Hüfte und Wirbelsäule; Verbesserung des Gleichgewichts

VARIATION

Das untere Bein ausstrecken; dies trainiert deine Haltung und dein Gleichgewicht.

1 Eine korrekt ausgerichtete Seitenlage einnehmen und den Kopf auf ein Kissen legen. Den unteren Arm anwinkeln und auf den Boden oder unter das Kissen legen, um den Kopf zusätzlich zu stützen. Das untere Bein anwinkeln und den oberen Arm seitlich auf den Körper legen.

2 Beide Knie in einem Winkel von etwa 45 Grad anwinkeln und dabei die Beine zusammenlassen.

3 Dann das obere Bein ausstrecken und anheben, wobei der Fuß auf Hüfthöhe bleibt. Einen kleinen Kreis beschreiben, indem das Bein aus dem Hüftgelenk heraus bewegt wird.

4 Die Übung 5-mal im Uhrzeigersinn und 5-mal gegen den Uhrzeigersinn wiederholen, dann umdrehen und auf der anderen Seite 5-mal im Uhrzeigersinn und 5-mal gegen den Uhrzeigersinn ausführen.

FIESER TEASER

Diese Übung wird üblicherweise als Teaser bezeichnet, aber einer meiner Kunden hat sie scherzhaft in »Fieser Teaser« umbenannt! Versuche einmal, den Begriff fünfmal schnell hintereinander zu sagen. Falls diese Übung für dich zu schwierig ist, fange damit ganz langsam an, mit der Zeit wird sie dir leichter fallen.

GUT FÜR

Kräftigung der Hüftbeuger, der Core-Muskulatur, der Quadrizeps und der Waden; Aktivierung der stabilisierenden Muskeln von Schulter und Wirbelsäule

VARIATIONEN

Die Beine ganz durchstrecken und zusammenhalten, die Füße flexen.

Die Arme während der Übung nach vorne oder über den Kopf strecken.

1. Auf die Sofakante setzen, die Hände auf der Kante abstützen und dabei die Finger nach vorne richten.
2. Den Bauchnabel zur Wirbelsäule ziehen, um die Körpermitte zu aktivieren. Kippe dein Steißbein, um das Gewicht auf die Rückseite deiner Sitzbeinhöcker zu verlagern.
3. Die Beine nacheinander mit gebeugten Knien anheben. Die Arme mit geöffneter Brust und geweiteten Schultern nach vorne strecken. Als Unterstützung kannst du auch die Rückseiten der Oberschenkel festhalten.
4. Diese Position 3 Atemzüge lang halten, dann die Beine nacheinander in die Ausgangsposition senken.
5. Die Übung 3- bis 5-mal wiederholen.

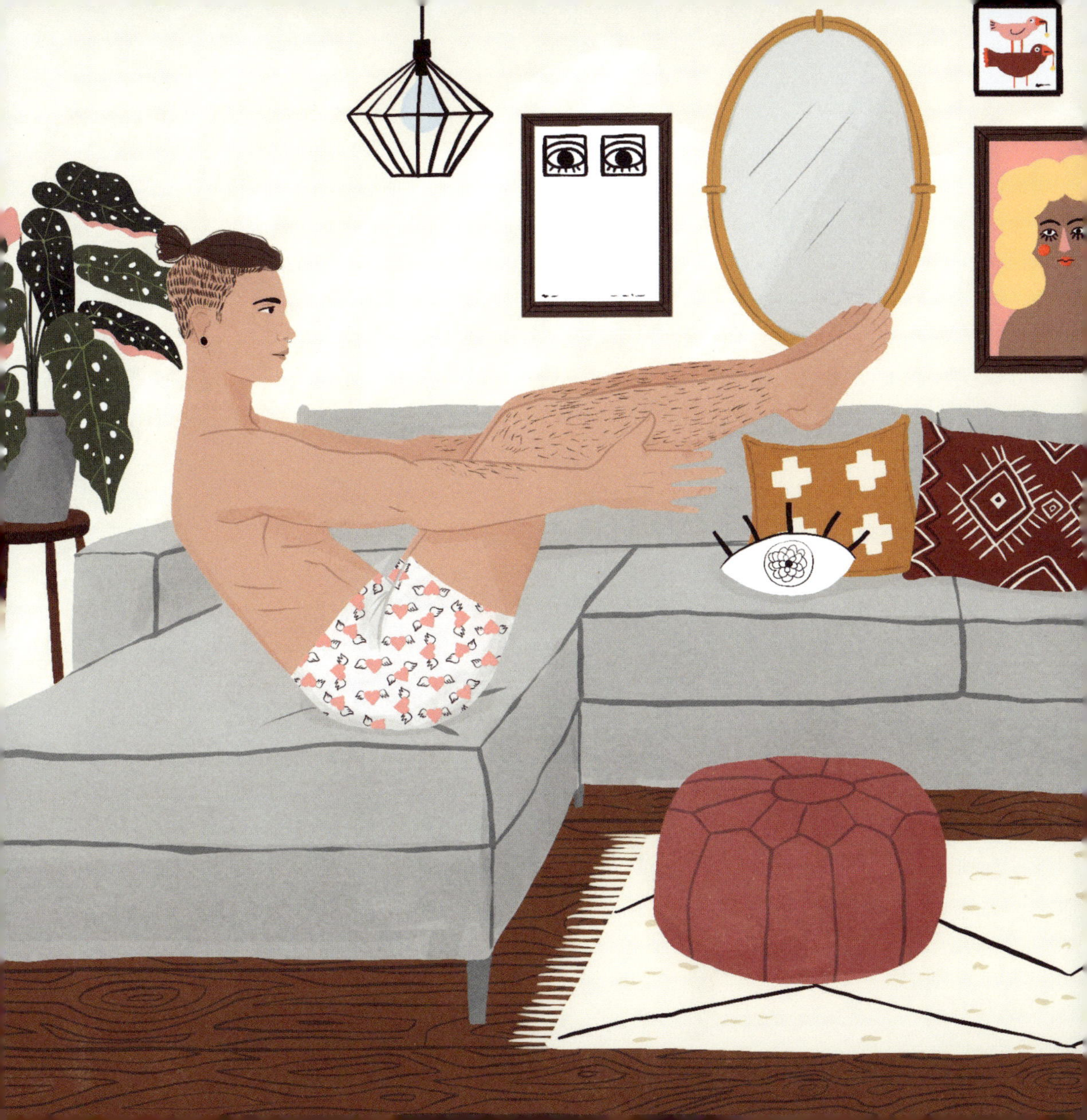

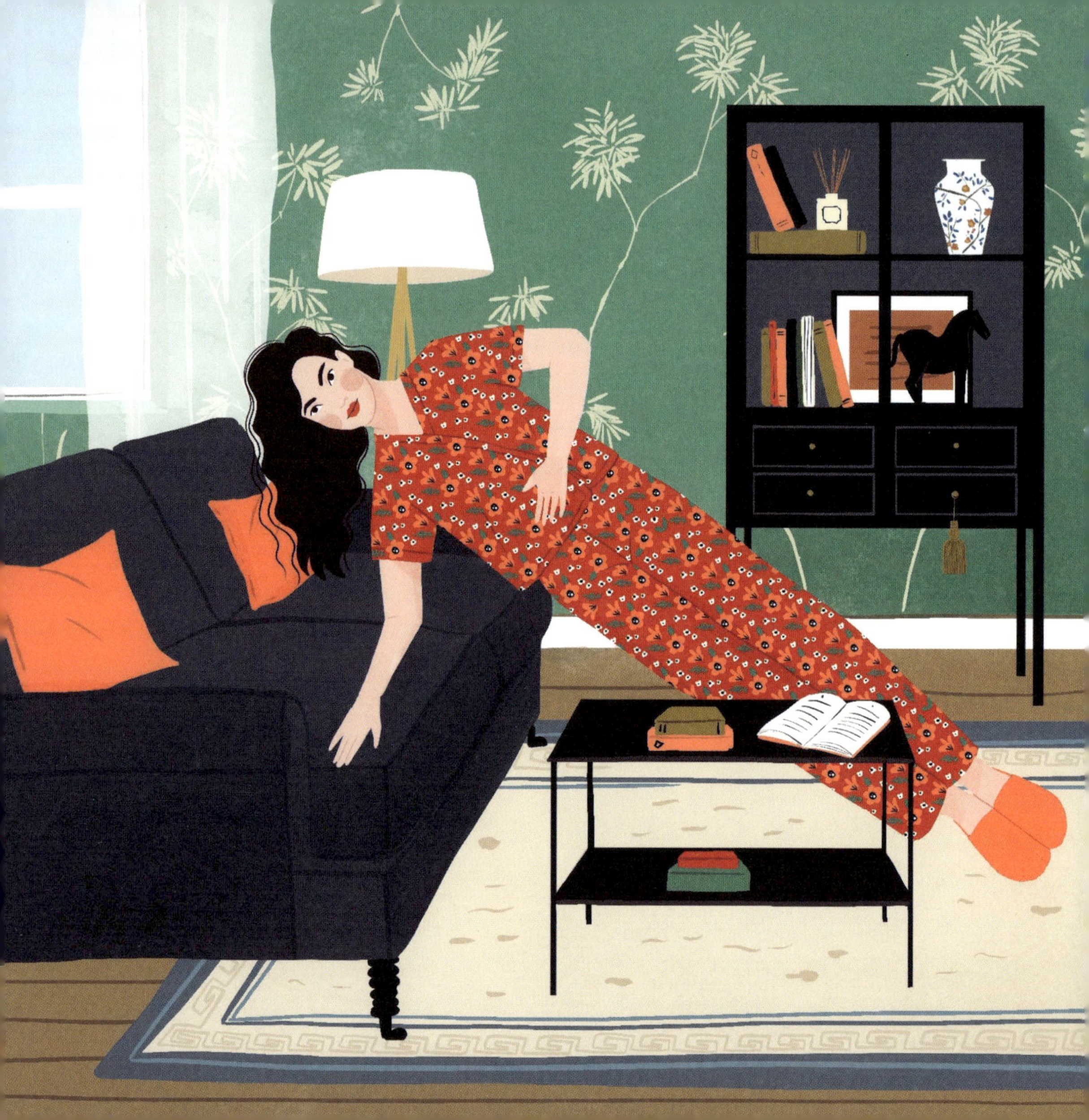

SEITSTÜTZ AUF DEM SOFA

Diese Übung ist eine noch größere Herausforderung als der »Armstütz im Stehen« (Seite 49). Denn hier besteht die Herausforderung darin, auf einer Seite des Körpers zu balancieren, wobei du dich nur mit deinem Unterarm auf dem Sofa abstützt und deine Füße auf dem Boden stehen. Die Übung stärkt deine Rumpfmuskulatur effektiver als alle anderen Übungen. Für die Variante benötigst du eine Konservendose.

GUT FÜR

Kräftigung der Gesäßmuskeln, Abduktoren, Adduktoren, seitlichen Bauchmuskeln und Trizeps; Aktivierung der stabilisierenden Muskeln der Körpermitte, Wirbelsäule und Schulter

VARIATION

Den oberen Arm und das obere Bein heben und senken. Dies kann mit einer Konservendose in der oberen Hand gesteigert werden. 10 Wiederholungen durchführen.

1. Knie seitlich vom Sofa etwa einen halben Schritt entfernt nieder. Lege den Unterarm, der dem Sofa am nächsten ist, mit der Handfläche nach unten auf die Kante, während dein Ellbogen direkt unter deiner Schulter ist.

2. Stell dir vor, wie du deinen unteren Ellbogen zum Brustkorb ziehst, um das Schultergelenk zu stabilisieren, ohne dich dabei physisch zu bewegen.

3. Das Bein, das am weitesten vom Sofa entfernt ist, ausstrecken, dann das andere Bein ebenfalls strecken, sodass beide Beine und Füße übereinander liegen. Die Körpermitte aktivieren, um auf dem Unterarm und den Füßen zu balancieren. Diese Position 10 bis 30 Sekunden lang halten.

4. Die Übung auf der anderen Seite wiederholen.

SCHWAN-VORBEREITUNG

Diese Übung ist ein Warm-up für die gleichnamige klassische Pilatesübung. Sie öffnet den Brustkorb und dehnt die Bauchmuskulatur. Aktiviere deine Körpermitte und spanne deine Bauchmuskeln während der gesamten Bewegung an, um deinen Rücken zu schützen. Bei der Variante kannst du ein Kissen verwenden.

GUT FÜR

Kräftigung der Wirbelsäulenstrecker, Körpermitte, Gesäßmuskeln, Brustmuskeln, Trizeps und Bizeps; Aktivierung der stabilisierenden Muskeln von Wirbelsäule und Schultern

VARIATION

Während du deine Arme beugst und deinen Oberkörper in Richtung Boden senkst, kannst du beide Beine im Wechsel anheben. Versuche dann, beide Beine gleichzeitig anzuheben. Lege bei Bedarf ein Kissen unter deine Hüften.

1. Lege dich auf deinen Bauch, wobei deine Stirn auf der Matte ruht. Die Hände ungefähr auf Schulterhöhe flach auf die Matte legen und die Ellbogen nach außen und hinten abwinkeln.
2. Nun die Beine nach außen drehen, bis sie weiter als hüftbreit auseinander liegen. Die Fußspitzen strecken, um die Beine zu aktivieren.
3. Die Körpermitte aktivieren und mit beiden Händen auf die Matte drücken, um die Arme zu strecken und den Oberkörper vom Boden abzuheben. Abhängig von deiner Beweglichkeit werden sich dein Kopf, deine Brust und dein Brustkorb heben.
4. Den Oberkörper so weit anheben, wie es sich für dich angenehm anfühlt, anschließend in die Ausgangsposition zurückkehren.
5. Die Übung 5- bis 10-mal wiederholen.

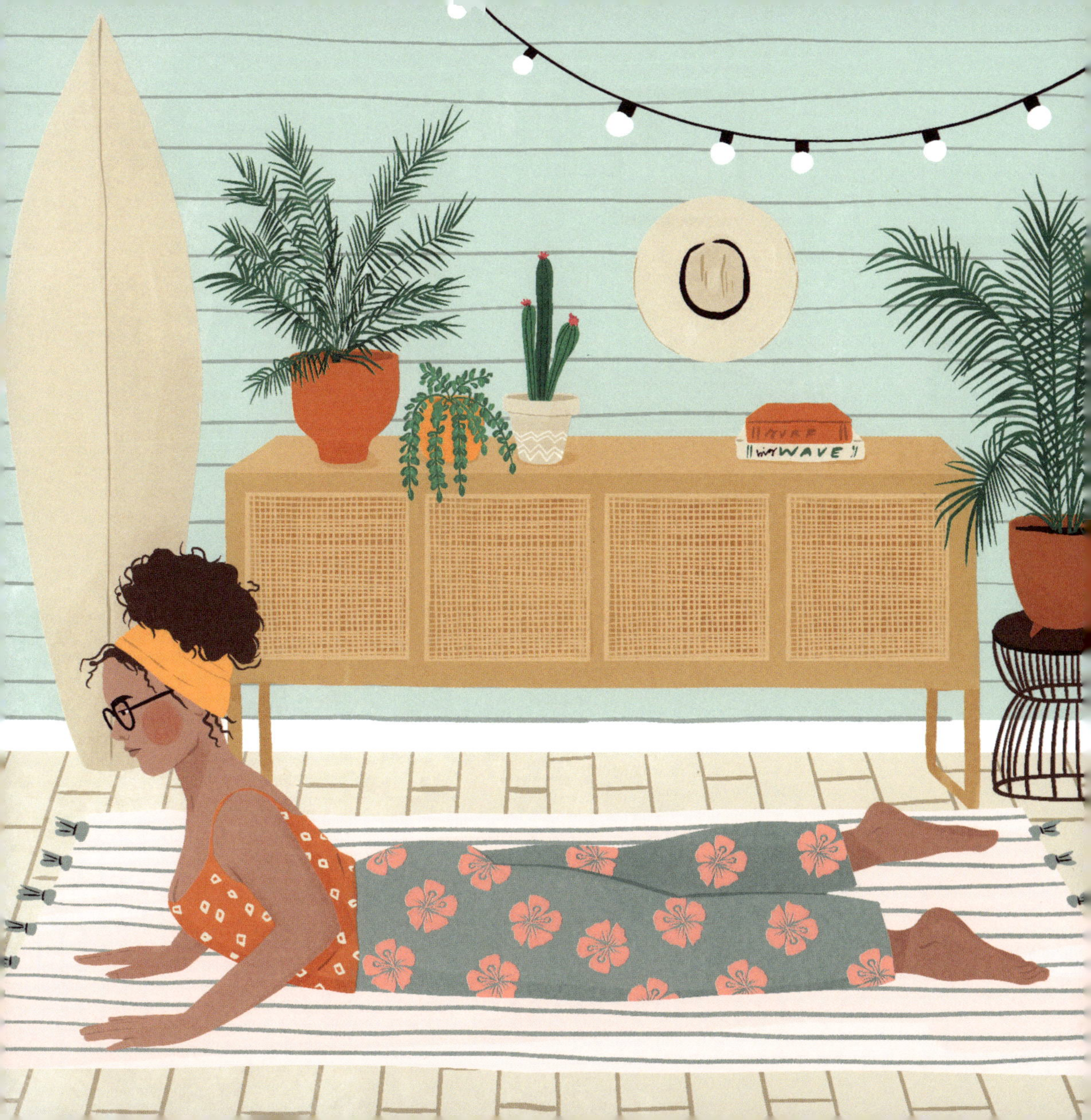
WAVE

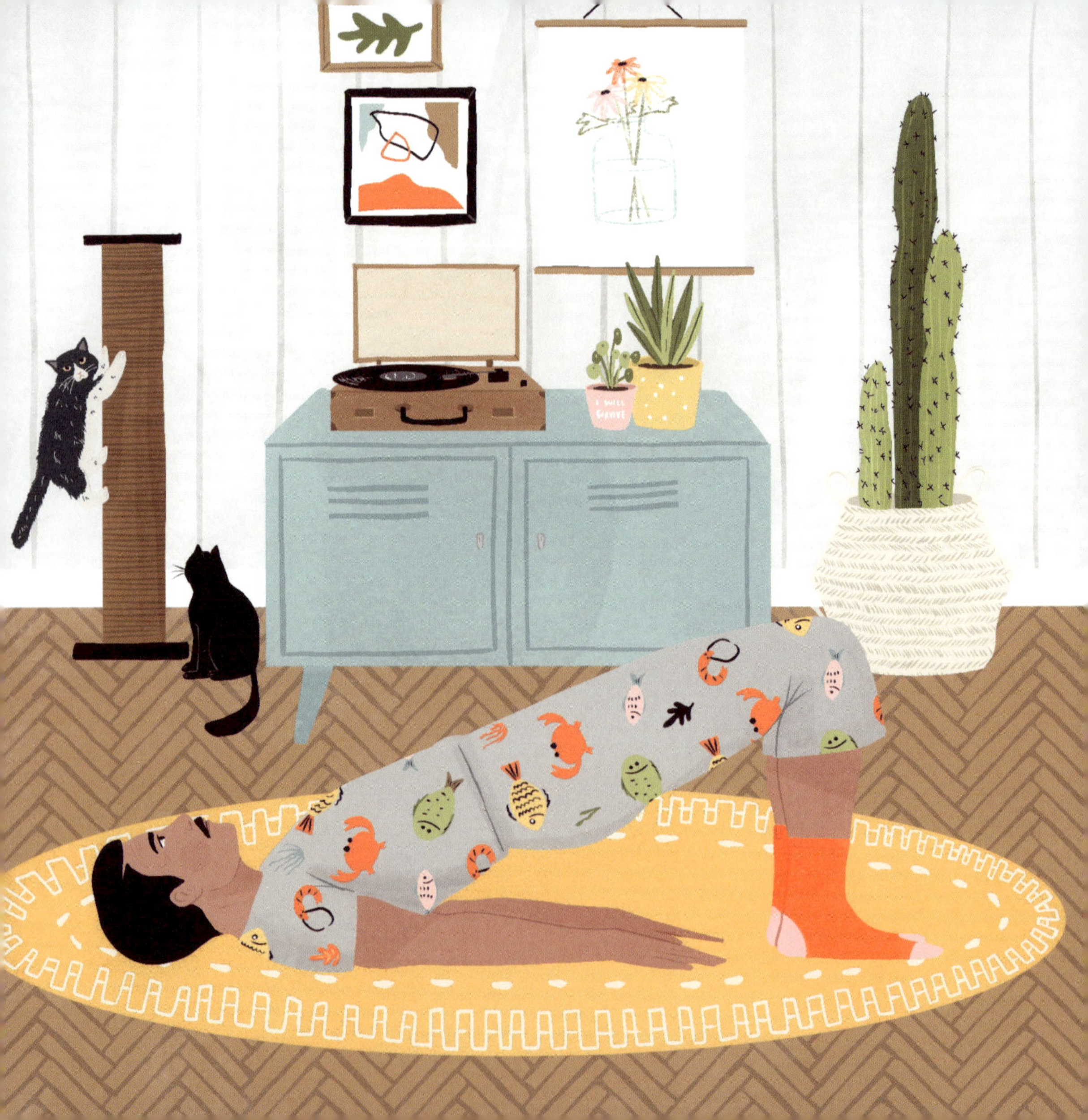

SCHULTERBRÜCKE

Diese Übung ist wie ein Mini-Bootcamp für deine Gesäßmuskulatur, die eine wichtige Rolle beim Gehen, Stehen und Sitzen spielt. Eine starke Gesäßmuskulatur unterstützt den unteren Rücken bei vielen verschiedenen Bewegungen und beugt Verletzungen vor. Kräftige daher deine Gesäßmuskulatur, denn sie hält dir den Rücken frei!

GUT FÜR

Kräftigung der Gesäß- und Oberschenkelmuskulatur; Aktivierung der stabilisierenden Muskeln der Körpermitte, Wirbelsäule und Schulter

VARIATION

Während die Wirbelsäule angehoben ist, ein Bein in die Tabletop-Position heben, dabei die Hüfte waagerecht halten. Einen Atemzug lang halten und dann das Bein wieder senken. Mit dem anderen Bein wiederholen. Das ist eine Wiederholung. 3- bis 5-mal durchführen.

1. Eine korrekt ausgerichtete Rückenlage einnehmen, die Handflächen zeigen nach innen oder nach unten, je nachdem, was bequemer ist. Die Füße flach auf die Matte stellen, die Knie beugen und die Beine parallel und hüftbreit zueinander ausrichten.
2. Nun die Füße in die Matte drücken, um Hamstrings und Gesäßmuskeln zu aktivieren und den Rücken von der Matte zu heben. Die Knie sollten mit den Hüften, den Rippen und der Brust eine Linie bilden, während Kopf, Schultern und Arme zur Stabilität auf der Matte liegen bleiben.
3. Diese Position einen Atemzug lang halten, um eine Aktivierung in den Gesäßmuskeln zu spüren. Dann in die Ausgangsposition zurückkehren.
4. Die Übung 10- bis 15-mal wiederholen.

BAUCHMUSKEL-CHALLENGE

Diese Übung und ihre noch schwierigeren Varianten sind herausfordernd, aber sehr effektiv, weshalb du sie unbedingt in dein Training einbauen solltest. Ich verspreche, dass es dir dein Bauch am Ende danken wird! Für diese Übung brauchst du ein Kissen.

GUT FÜR

Kräftigung der Adduktoren, Abduktoren, Quadrizeps, Hüftbeuger und seitlichen Bauchmuskeln; Aktivierung der stabilisierenden Muskeln der Körpermitte, Wirbelsäule und Schulter

VARIATIONEN

Ab Schritt 2 ein Bein zur Brust ziehen und gleichzeitig das andere Bein zum Boden absenken, dann wechseln. Dies 10- bis 15-mal wiederholen.

Ab Schritt 2 beide Beine voneinander weg kreisen lassen. 10- bis 15-mal wiederholen, dann wechseln und 10- bis 15-mal in die andere Richtung kreisen.

1. Eine korrekt ausgerichtete Rückenlage einnehmen, die Handflächen zeigen nach unten. Ein Kissen unter die Hüften legen, um das Kreuzbein und die Lendenwirbelsäule zu stützen und für zusätzlichen Komfort zu sorgen.
2. Den Bauchnabel zur Wirbelsäule ziehen, um die Lendenwirbelsäule in die Imprint-Stellung zu bringen. Jeweils ein Bein in die Tabletop-Position heben und dann beide Beine strecken.
3. Nun beide Beine seitlich von der Körpermittellinie weg absenken, aber nur so weit, dass die Lendenwirbelsäule im Imprint bleibt. Anschließend die Beine langsam wieder zusammenführen.
4. Die Übung 10-mal wiederholen.

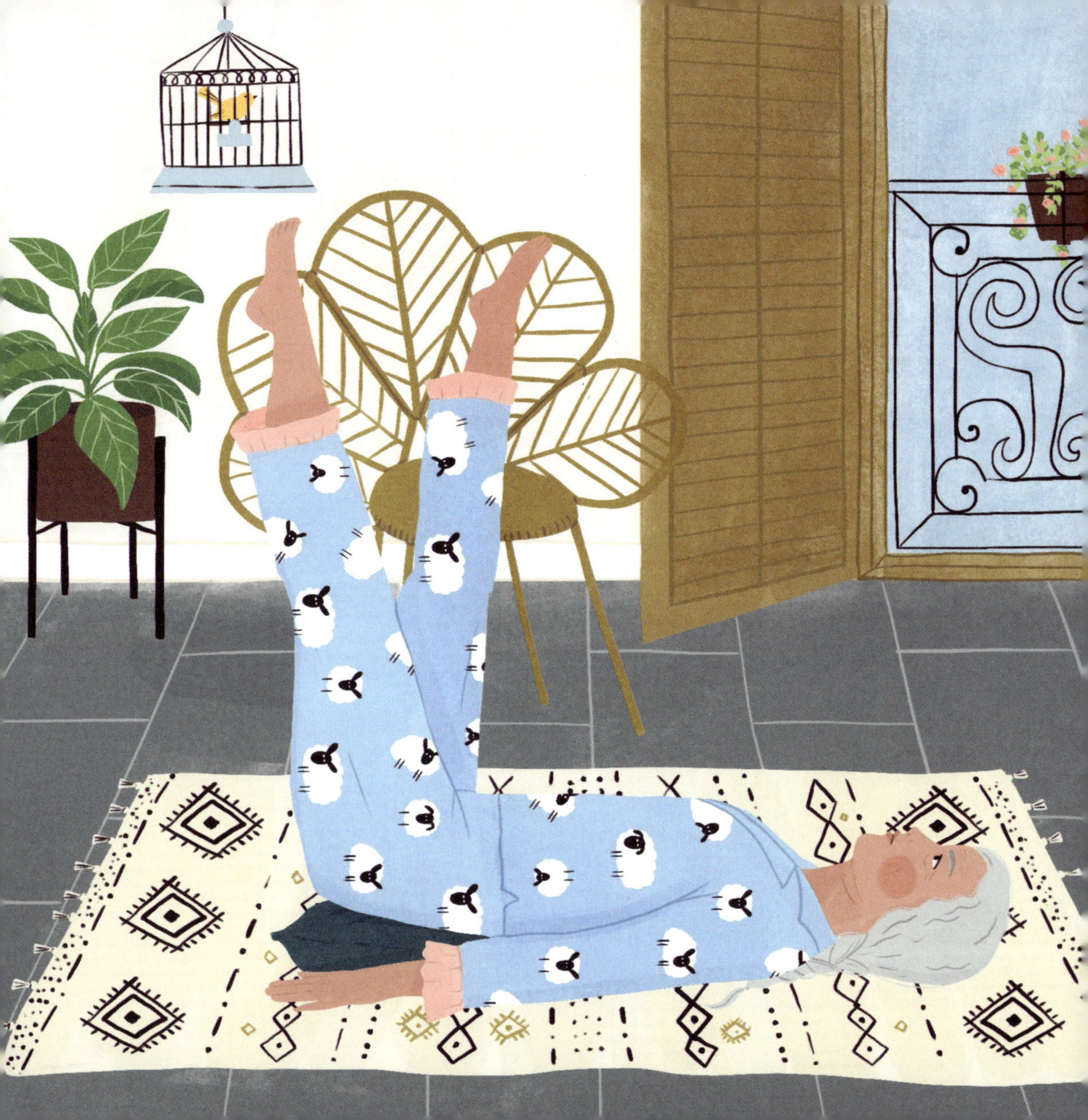

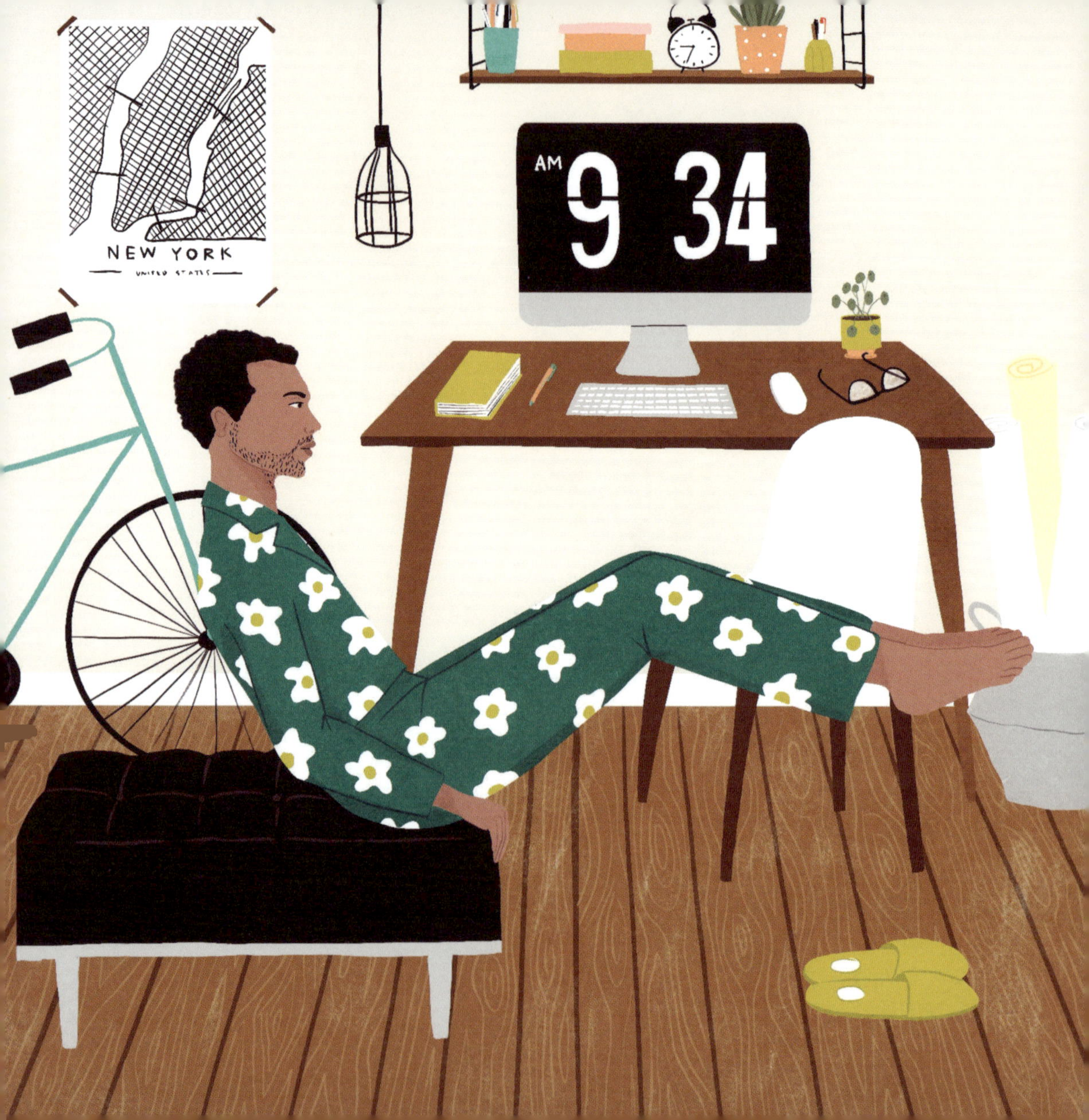
NEW YORK
UNITED STATES
AM
9 34

HÜFTKREISEN

Diese Übung ist anspruchsvoll, da sie nicht einfach nur eine Hüftkreisbewegung ist. Möglicherweise hast du das Gefühl, dass du die Hüfte gar nicht kreist, sondern nur die Knie rotieren lässt. Lass dich davon nicht täuschen! Tatsächlich stärkst du dabei deine Rumpfmuskulatur und Hüftstabilisatoren und pflegst gleichzeitig deine Gelenke.

GUT FÜR

Kräftigung von Körpermitte, Trizeps, *Latissimus dorsi*, seitlichen Bauchmuskeln, Adduktoren, Abduktoren, Quadrizeps und Hüftbeuger

VARIATIONEN

Größere Kreise ziehen und dabei das Becken stabil halten.

Noch anspruchsvoller wird es, wenn du die Kreise mit gestreckten Beinen durchführst.

1. Auf die Sofakante setzen, mit den Händen an der Kante festhalten und die Arme leicht anwinkeln.
2. Den Bauchnabel zur Wirbelsäule ziehen und das Steißbein nach vorne kippen, wobei das Gewicht auf die Rückseite der Sitzbeinhöcker verlagert wird.
3. Erst ein Bein und dann das andere anheben, dabei auf den Sitzbeinhöckern balancieren und die Knie knapp unter Schulterhöhe leicht gebeugt halten. Den Brustkorb öffnen und die Schultern von den Ohren weg senken.
4. Aus der Hüfte heraus kleine Kreise im Uhrzeigersinn ziehen, die Beine dabei geschlossen halten.
5. Die Übung 5- bis 10-mal wiederholen, dann wechseln und 5- bis 10-mal gegen den Uhrzeigersinn durchführen.

COUCHTISCH SIDE KICK

Dieser Tritt ist zwar keine Kampfsportbewegung, aber auf jeden Fall eine nützliche Übung für alle, die ihre Bauchmuskeln und Gesäßmuskeln stärken wollen. Für mehr Komfort kannst du ein Kissen unter deinen Unterarm legen.

GUT FÜR

Kräftigung der seitlichen Bauchmuskeln, *Latissimus dorsi*, Hüftbeuger und Gesäßmuskeln; Aktivierung der stabilisierenden Muskeln der Körpermitte, Wirbelsäule, Schulter, Hüfte und des Iliosakralgelenks

VARIATIONEN

Mit dem gestreckten Bein auf- und abwärts gerichtete Pulses durchführen, wobei die Ferse mit dem Knie und der Hüfte in einer Linie gehalten wird.

Das gestreckte Bein in der Hüfte und im Knie um 90 Grad beugen, dann wieder in die Ausgangsposition zurückführen.

1. Einen halben Schritt seitlich vom Couchtisch (oder Sofa) entfernt kniend beginnen.
2. Den Unterarm, der dem Tisch zugewandt ist, mit der Handfläche nach unten auf die Tischkante legen. Der Ellbogen liegt dabei direkt unter der Schulter.
3. Nun das äußere Bein vom Tisch wegstrecken und vom Boden abheben. Dabei das Körpergewicht auf den Unterarm und das Knie, das auf dem Boden bleibt, verteilen.
4. Mit dem angehobenen Bein aus der Hüfte einen kräftigen Tritt nach vorne ausführen und es wieder zurück in die Ausgangsposition bringen, dabei Wirbelsäule und Becken stabil halten.
5. Die Übung 10- bis 15-mal wiederholen, dann wechseln und 10- bis 15-mal auf der anderen Seite durchführen.

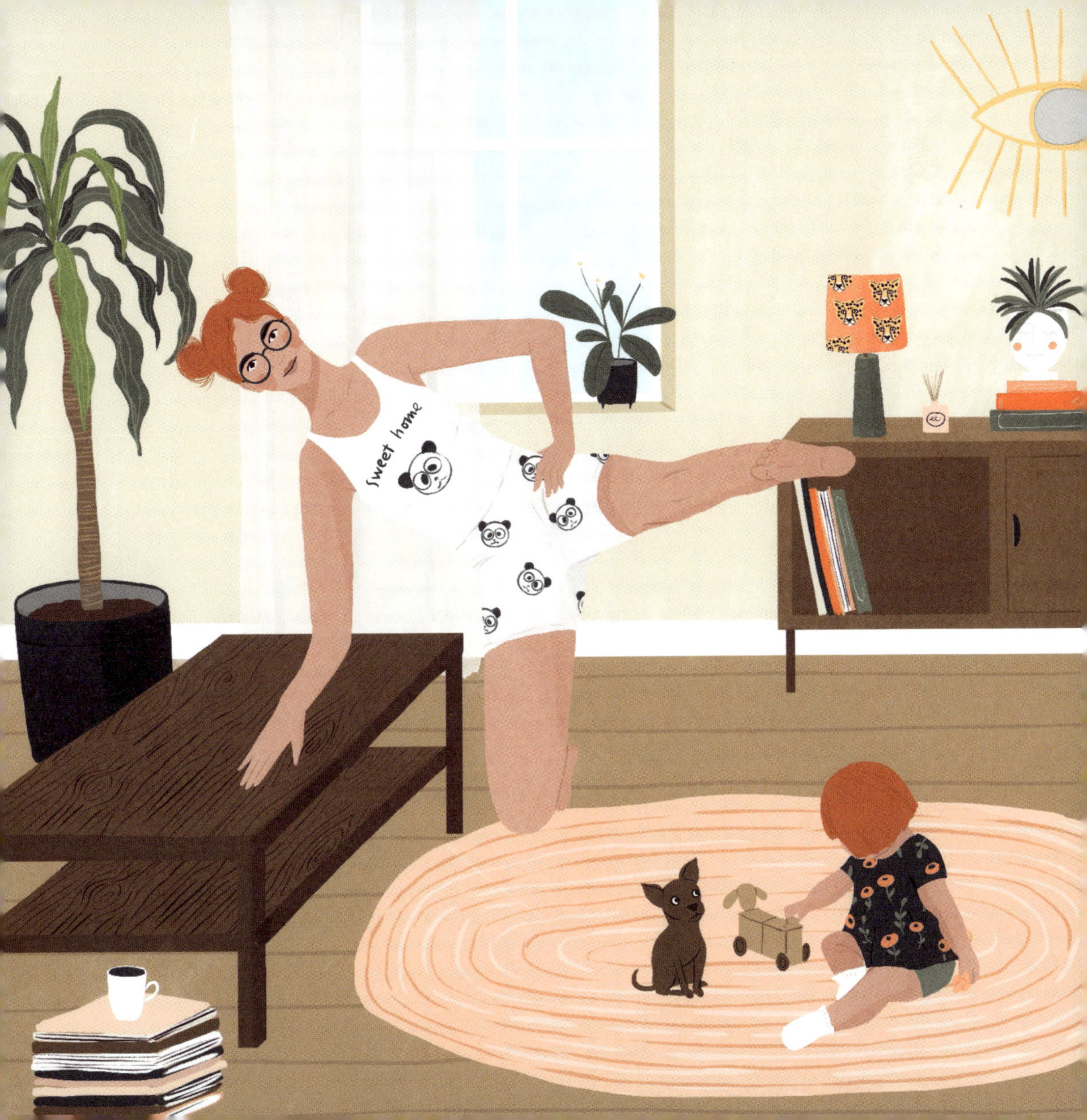
Sweet home

ÜBUNGSPLÄNE

Viele meiner Kunden konsultieren mich, weil sie häufig unter Schmerzen leiden, die durch jahrelange Überbeanspruchung oder Belastungen durch sich wiederholende Tätigkeiten entstanden sind. Für diese häufig auftretenden Beschwerden habe ich speziell angepasste Übungspläne entwickelt, die du im Folgenden findest. Ich hoffe, auch du entdeckst hier einen für dich passenden Übungsplan. Falls nicht, kannst du dir einen eigenen Plan zusammenstellen, indem du die »Gut für«-Abschnitte im Buch als Anleitung verwendest. Ich empfehle, das Workout im Schlafzimmer als Aufwärmübung zu verwenden und die Übungen und deinen Plan entsprechend deiner Umgebung, deines Fitnesslevels und deines Wohlbefindens umzusetzen.

FÜR SCHREIBTISCHTÄTER

Langes Sitzen kann zu verspannten Hüftbeugern, schwachen Gesäßmuskeln, einem schmerzenden unteren Rücken und schließlich zu Verletzungen führen. Daher solltest du deine Sitzzeiten nach Möglichkeit verringern, dir einen guten ergonomischen Stuhl anschaffen und in deinen Pausen diese einfachen Übungen durchführen.

Ein- und Ausatmen **24**

Isolierte Schulterblattmobilisation **27**

Seitneigung an der Arbeitsplatte **57**

Brustdehnung bei Handynacken **58**

Kniebeugen am Waschbecken **72**

Armstütz im Stehen **49**

Fieser Teaser **94**

Dehnung am Tisch **54**

Quadrizeps-Dehnung im Stehen **80**

Sitzende Vier **62**

BEI RÜCKENSCHMERZEN

Die Wirbelsäule muss stabil und flexibel zugleich sein. Häufiges Sitzen, schlechte Körperhaltung, sich wiederholende Bewegungen und eine mangelnde Rumpfkraft können ein Ungleichgewicht und Rückenschmerzen verursachen. Egal, ob du schwere Säcke hebst, Kisten schleppst oder einfach nur einen empfindlichen Rücken hast, deine Wirbelsäule wird diese Übungsreihe lieben!

Ein- und Ausatmen **24**

Sanfte Beckenhebung **28**

Kissenpresse **31**

Schulterbrücke **101**

Einseitiges Beinheben **32**

Einseitiges Beingleiten **35**

Tabletop Hold **36**

Einbeiniges Beinkreisen **40**

Bauchmuskel-Challenge **102**

Muschel in Seitenlage **43**

Entgegengesetzte Arm- und Beinstreckung **76**

FÜR SPORTLER

Egal, ob du Marathon läufst, deine Bahnen im Schwimmbad ziehst, bergwandern gehst oder am Wochenende Golf spielst – dieses Programm ist genau das Richtige für dich. Du wirst dich damit gestärkt, ausgerichtet, energetisiert und bereit für jede hochintensive Aktivität fühlen.

Beidseitiges Knieheben **79**

Bauchmuskel-Challenge **102**

Hüftkreisen **105**

Schwan-Vorbereitung **98**

Couchtisch Side Kick **106**

Ruths tägliche Liegestütze **85**

Kniebeugen am Waschbecken **72**

Trizeps-Dip an der Badewanne **71**

Seitstütz auf dem Sofa **97**

Sitzende Vier **62**

Quadrizeps-Dehnung im Stehen **80**

Wadendehnung **53**

FÜR GÄRTNER

Auch Gärtnern gilt als Training. Denn man bewegt sich in alle Richtungen – Unkraut zupfen, schwere Töpfe heben und dabei auch schwierige Positionen einnehmen. Dafür muss man genauso trainieren wie für die Vorbereitung auf ein Spiel, ein Rennen oder das Schwimmen. Die folgenden Übungen können dir dabei helfen, dich für das Gärtnern in Form zu bringen.

Sanfte Beckenhebung **28**

Einbeiniges Beinkreisen **40**

Bauchmuskel-Challenge **102**

Grand Plié **75**

Entgegengesetzte Arm- und Beinstreckung **76**

Armstütz im Stehen **49**

Trizeps-Dip an der Badewanne **71**

Balanceakt auf einem Bein **68**

Kniebeugen am Waschbecken **72**

Seitneigung an der Arbeitsplatte **57**

FÜR EIN GUTES GLEICHGEWICHT

Als ehemalige Zirkusartistin habe ich jahrelang das Fallen geübt. Nun habe ich mich darauf spezialisiert, anderen Menschen beizubringen, wie sie Stürze verhindern können. Die folgenden Übungen helfen dir, dein Gleichgewicht, deine Rumpfkraft und deine Standfestigkeit zu verbessern.

Der Stern **23**

Kissenpresse **31**

Einbeiniges Beinkreisen **40**

Scheibenwischer mit den Knien **39**

Muschel in Seitenlage **43**

Beinheben in Seitenlage **89**

Fußsohlenmassage mit dem Tennisball **61**

Fersenheben im Stehen **67**

Balanceakt auf einem Bein **68**

Beinheben nach hinten **50**

Armstütz im Stehen **49**

VERBESSERTE BEWEGLICHKEIT

Wenn wir von Beweglichkeit sprechen – der Fähigkeit, den Körper mit Leichtigkeit in alle Richtungen zu bewegen –, sprechen wir auch von Faszien, dem weichen Bindegewebe, das den Körper zusammenhält. Durch Verletzungen, Alterung oder Bewegungsmangel können die Faszien verkleben, was zu einer schlechten Körpermechanik und möglicherweise zu Schmerzen führt. Mit diesen Übungen kannst du die Faszien dehnen und lockern.

Der Stern **23**

Einseitiges Beingleiten **35**

Seitneigung an der Arbeitsplatte **57**

Fußsohlenmassage mit dem Tennisball **61**

Dehnung am Tisch **54**

Brustdehnung bei Handynacken **58**

Wadendehnung **53**

Sitzende Vier **62**

Quadrizeps-Dehnung im Stehen **80**

FÜR SCHWANGERE

Wenn du schwanger bist, ist es wichtig, dass du dich auf die Ausrichtung, die natürliche Bewegung und die Stärkung deiner Körpermitte konzentrierst, um deinen Rücken zu entlasten. Diese Übungen geben dir Energie, verbessern deine Haltung und unterstützen dich dabei, deinen Schwangerschaftsbauch leichter zu tragen. Vermeide bitte während der gesamten Schwangerschaft Übungen, bei denen du auf dem Bauch liegen musst. Im zweiten und dritten Trimester solltest du auch auf Übungen in Rückenlage verzichten.

FÜR JUNGE MÜTTER

Sechs bis zwölf Wochen nach der Geburt deines kleinen Lieblings ist es vielleicht an der Zeit, deine Körpermitte sanft wieder zu stärken. Höre dabei bitte auf deinen Körper, denn möglicherweise brauchst du eine kürzere oder eine längere Erholungszeit. Die Atemübung »Ein- und Ausatmen« ermöglicht deinem Körper, sich zu zentrieren und schneller zu heilen.

DANKSAGUNG

Ich möchte all meinen fantastischen Freunden und Kunden bei Begin Pilates für ihre Unterstützung und ihr Engagement danken. Ein ganz besonderer Dank geht an Kacie Dart und Susan Hodge, die mir immer mit Rat und Tat zur Seite standen, und an Carly Larsson, die mir in der Anfangsphase dieses Buches mit so viel Enthusiasmus geholfen hat. Außerdem an Janell, Monika, Paula, Sandra und Ruth, die immer für mich da waren. Ein großes Lob an das großartige Team von Chronicle Books, insbesondere an Rachel Hiles und Maddy Wong. Und ich danke meinen reizenden Töchtern Alina und Imogene und meinem wunderbaren Mann Danny für ihre Liebe und Unterstützung.